等你长大就知道

一个“80后”妈妈的育儿心事

惠 子◎著

南方日报出版社
NANFANG DAILY PRESS
中国·广州

图书在版编目（CIP）数据

等你长大就知道 ：一个“80后”妈妈的育儿心事 / 惠子著. -- 广州 ：南方日报出版社，2010.11
ISBN 978-7-5491-0082-8

Ⅰ. ①等… Ⅱ. ①惠… Ⅲ. ①妊娠期－妇幼保健－基本知识②婴幼儿－哺育－基本知识 Ⅳ. ①R715.3②TS976.31

中国版本图书馆CIP数据核字(2010)第174803号

等你长大就知道——一个“80后”妈妈的育儿心事
惠子著

出版发行：南方日报出版社
地　　址：广州市广州大道中289号
电　　话：（020）87373998-8502
经　　销：全国新华书店
印　　刷：广东信源彩色印务有限公司
开　　本：889mm×1194mm　1/16
印　　张：14.25
字　　数：160千字
版　　次：2010年11月第1版
印　　次：2010年11月第1次印刷
定　　价：28.00元

投稿热线：（020）87373998-8503　读者热线：（020）87373998-8502

网址：http://nf.nfdaily.cn/press/

写在前面的话

亲爱的女同胞们：

请允许我用这样的词汇称呼各位。每一个陌生却熟悉的女同胞，因为我们并不相识，我甚至不知道看到这些文字的你们，拥有什么样的生活和人生，但是我们又是那么熟悉，因为我们都会有一个相同的身份——妈妈。或者更确切一点：我们都曾经，或者正在，或者即将成为准妈妈。

所以，我很想记录下自己在怀孕十个月里，发生的一点一滴的变化，无论是身体上的，还是精神上的。我希望把这些感受统统写下来，不仅仅是为自己留作纪念，也不完全是为了分享给你们，我有点多情地认为，或许我记录下来的经历和经验，可以多少给一些准备当妈妈，以及即将当妈妈的人，一点有用的帮助。

虽然市面上真的有很多育儿、怀孕方面的书籍。因为当我得知自己要当妈妈的时候，第一时间也是冲进书店，去买了一大堆类似怀孕宝典的书籍。但是如饥似渴地读过之后，虽然很多注意事项是明白了，很多知识是掌握了，可是我发现，书里很多内容都大同小异，又充满不确定性，而且大都是一些医生类型的教导，太缺少人性化的关怀和劝慰了。而有的需要知道确切一点的问题，书上又说得太模糊笼统，有的信息又陈旧死板，没办法让我们这一代的妈妈感到满意。最让我感到失望的是：没有一本书籍，可以安慰一个准妈妈忐忑不安的心情。

于是我决定，当自己的宝宝出生之后，我要好好地写一写。从那时候就开始打腹稿的我，一直到今天，我的宝宝快两个月了，我才终于开始动笔，记录下这十个月非常难忘的经历和感受。

如果，以下的这些内容，真的可以对你有一丝丝的帮助，那么对于我来说，就是得到了最大的安慰，因为在做了母亲之后，我才第一次感受到，所谓母爱，是多么与众不同的一种感情。任何其他没有经历过的人，都体会不到，甚至连要理解都是很困难的。有些情绪，即使是和你朝夕相处的丈夫，也无法明白，包括你的母亲，也许是因为代沟的原因吧，也已经很难给你很大的安慰了。

前几天一个朋友开玩笑地说，咱们“80后”这代人的任务，现在就是创造“08后”了……虽然是一句玩笑话，但眼看着身边越来越多的同龄人开始结婚生子，我忽然意识到，轻狂年少的岁月渐渐离我远去，那些所谓“80后新新人类”特有的一些生活习惯和方式，因为要孕育一个新生命，而不得不改一改，那些在上一代人眼里的坏毛病无可奈何地要收一收。内心那个叛逆不羁的，口头禅是“管得着吗”的我们，竟然也要学会自己管自己了。

坦白说，要迅速适应这件事，还真不容易。让我首先夸奖一下自己的毅力，然后再开始逐一记录吧。

目录

第一个月

第一个担心的问题是：宝宝的健康。之前是什么时候喝过酒？甚至抽过烟？对着电脑每天超过五个小时？晚上不睡觉，中午不吃饭，下午打过球，清晨的时候喝过两杯咖啡？甚至再之前吃过一两粒药丸？还有那些每天从早到晚都在用的护肤品？……这些，是不是会伤害到肚子里的那个小家伙？

但是我已经决定，听从命运的安排，接受上苍恩赐给我的这份礼物。

我想，自己这一生大概永远也不会忘记那个晚上的情景：当发现自己一向准时的月经晚了超过20天的时候，素来粗枝大叶的我在心细如发的丈夫的陪同下去药店买了验孕纸，然后钻进了洗手间……然后看着那个“小纸条”一点点地变成两道红色……然后呢？然后我就想昏过去了。

大概没有多少人，能在四个星期之内就确认自己怀孕了。除非是一早计划好，算着时间每个星期去医院做检查，那么估计能在一个月里确认身体的变化。可是一般情况下，就算是有计划的怀孕，也应该是从第五个星期开始有意识的。所以我，怎么会不被这个天降的礼物而砸得眼冒金星呢？

于是从这天晚上开始到天亮我一共做了三次检查，虽然“小纸条”显示的结果一次比一次明显，但是内心还是有些怀疑，是真的吗？除了怀疑，我的脑子里剩下的全都是空白……嗡嗡作响。然后双腿发软，瘫在沙发上站不起来。因为我必须要承认，自己当时并没有作好当妈妈的准备。这个小宝贝的到来，是“计划内的意料外”。

因为怀孕之前是新年，我喝过几杯酒，而且还有过小小的感冒，并且，因为一直有抽烟的历史，当我得知自己怀孕了，真是心乱如麻极了，第一反应居然是下意识地拿起桌上的烟盒，想要抽根烟整理一下思路。但是忽然意识到：貌似怀孕不能抽烟啊！于是硬生生地把已经叼到嘴里没有点火的烟放了回去。

我想，大概对于任何一个打算孕育新生命的女性来说，无论对于当妈妈这件事，做了多少准备工作，心理的和生理的……但是当你千真万确知道自己有了孩子的那一瞬间，心情一定是复杂极了的，更别说如果和我一样，还没有完全作好准备。

可是，这个世界上有些事情，大概是永远也准备不好的，比如婚姻，比如生孩子，都是摸着石头过河的一件事。我们需要的，是冷静、冷静，再冷静一下。

于是，当自己在家里完成几次测验之后，当怀疑已经基本变成“准事实”，我在一宿几乎都没有怎么睡着的情况下，第一时间马上冲去医院做检查。验血，这是最直接有效的方法。还有，我要先表扬一下自己：哪怕仅仅是怀疑自己怀孕了，也立刻在第一分钟里停下自己生活上的所有坏习惯。

在知道自己怀孕的最初的几个晚上，想要安睡是不太可能的。不仅仅是我一个人，包括孩子的爸爸，以及我们双方的爸爸妈妈，都会因为这个小生命的出现而多少有些紧张和兴奋。但我想这是最正常不过的一件事了。所以在确定了怀孕之后，第一时间先和最亲爱的人分享一下感受，也很重要。

但是我在这个事情上真的是有一个重大的失误：我那一向是紧张大师的妈妈，听了这个消息之后的情绪比我还要不稳定，结果这个时候我还要去安慰她，请她放松……我的天啊，从现在开始，难道我不应该变成那个传说中的“一级保护动物”吗？没有什么比孕妇本身更加需要照顾了。在此刻。

而我认为这个时候除非是身体有什么疾病，在此之外，要特别关心留意的，其实是心理上和感情上的变化。我有一个已经当了妈妈的闺中好友，找她倾诉了一下我内心的想法，种种的，担心也好，忧虑也罢，甚至是怀疑和焦虑。在这个“非常时期”里，我觉得，一个差不多和你同龄的亲密朋友，有过妈妈经验的人，会比医生乃至自己的母亲更加能够给你安慰。唉，可惜我是独生女，如果有个已经为人妻为人母的姐妹一定会更加能缓解“孕初期焦虑症”的。

但其实，纵使有闺蜜的安慰，我也会胡思乱想好几天，所有的问题，想到的想不到的，该担心的不该担心的，眼前的未来的，现实的虚幻的，好的坏的，可笑的可怕的……统统都会在最开始的几天里找上门。

第一个担心的问题是：宝宝的健康。之前是什么时候喝过酒？甚至抽过烟？对着电脑每天超过五个小时？晚上不睡觉，中午不吃午饭，下午打过球，清晨的时候喝过两杯咖啡？甚至再之前吃过一两粒药丸？还有那些每天从早到晚都在用的护肤品？……这些，是不是会伤害到肚子里的那个小家伙？

其实呢，我觉得如果不是烟酒无度，嗜药成性，或者和家里的宠物同吃同睡的话，偶尔的几杯红酒，甚至是几根烟，不会造成不可弥补的错误。

差不多半个月的时间里，我都没有办法完全进入深度睡眠。醒几十次很正常，就算是睡着了，脑子里也全是和肚子里宝宝有关的梦。甚至也一度考虑过，这个孩子该不该留下。而有一次，当我见到一个在孕期一直没有完全戒烟的妈妈，已经有两个儿子的时候，我算是长长地缓了口气。但，我绝对不鼓励这些习惯保留在孕期里。可以斩钉截铁地说：如果打算要这个孩子，请从知道宝宝存在的第一分钟起，统统改掉。哪怕是暂时的。

在和我的“闺蜜妈妈”交流这件事的过程中，我们俩都有一个比较唯心主义的看法：在你还不知道自己有孩子的情况下所做的“坏事”，是影响不到孩子的，因为TA也不知道，而如果你都知道这个小生命的存在了，还不拿TA当回事，那TA说不定也会给你胡来。嘿嘿，这个论点，完全是我们自己的心理安慰，任何“教科书”上估计都找不到这样教准妈妈的，但是我却觉得，这个方法挺有效果的。我愿意相信。

其实也有人建议过我，说如果实在放心不下，当然应该咨询医生。但我的感觉是，几乎很多医生都会把简单问题复杂化，当然这不能怪他们，因为这是他们的责任。在这件事情上，医生是绝对不敢向你承诺什么或者打保票的，因为万一将来有什么闪失，医生是负不起也不愿意承担这个责任的。

所以，我的选择是：什么都不说。

没错，我是生活不规律，并且看上去恶习不少。其实在已经怀孕的第一个月里，以上说到的那些坏毛病都还没有完全改掉，但是我已经决定，听从命运的安排，接受上苍恩赐给我的这份礼物。

所以，在这个时候，除了停止一切不良习惯之外，就是开始注意自己的营养。一般指导孕妇的书籍上都会说明，在前三个月需要补充一些什么营养，这一点就没必要重复了，因为我确实也是按照书上教导的做的。补充叶酸，在前三个月比较重要。其他的营养品如果没有特殊需要，建议不要那么早开始服用。因为前三个月胎儿还不是很稳定。

所以保持自己平时的饮食就可以了。还有强调了又强调的，前三个月的心态一定要好，所谓“产前抑郁症”，在这个时候也很容易患上，主要还是紧张闹的。所以，如果要我说，在怀孕最开始的阶段，放轻松自己的心态，比任何事情都重要，当然这也是最最难做到的。

我自己发明创造的方法是，每天都对自己说“加油”。对着镜子说，看着自己的眼睛说，“要加油！”听上去好像挺荒唐的，但是所谓精神疗法，大概就是这样吧？要对自己有信心。度过这最开始最艰难的日子，接下来一切都会好转的。

No.1

让你带着我，认识我所不明白的事

荒谬的世界总也会有点荒谬的乐趣

荒谬的天气总也会下点小小的及时雨

——罗大佑《我所不能了解的事》

亲爱的宝贝：

首先欢迎你来到这个世界。尽管这个时候你还仅仅是我肚子里一个尚未成形的“人”，但对于我来说，整个世界的意义都因为你这个“人”的出现而变得完全不同了。从现在开始，要你带着我，来认识这个世界了……

你会不会觉得奇怪呢：妈妈你已经是一个大人了啊，难道不是应该由你带着我来看这个世界吗？怎么反过来是你需要我的带领呢？

亲爱的女儿，其实我对这个世界，到目前为止，依旧有很多迷茫和好奇，有很多想不明白，不理解甚至是不知道的事情，这个巨大的世界里，有太多的人和事在不断发生以及改变着，不是几句话可以讲述清楚的。

有时候我不明白家门前的马路为什么总是挖开了又填平，填平了之后再挖开，之后再填平再挖开，难道不能一次做完工程吗？有时候我不明白为什么一个浴室用品的广告牌不是展示产品本身，而是把一个美女头像印得好像一扇门那么大，悬挂在城市上空？有时候我不明白为什么出租车司机载客时绕了路被发现了，并不道歉也不内疚反而嘴里骂骂咧咧？有时候我不明白为什么一个打扮精致的少女化着浓妆但是头发却油垢不堪？有时候我不明白为什么世界这么大，但当我心烦意乱想找个角落躲起来休息一下，却没有什么地方可以放置小小的自己？有时候我不明白为什么世界又变得很小很小，我总是会被那些不喜欢不想见到的人纠缠骚扰？有时候我不明白这个世界到底是怎么了？有很多很多的不明白，我统统都不明白。

在你出现之前，我连准妈妈都还不是的时候，我看待这个世界上很多问题的角度，对待很多问题的方法都是不同的。而因为你这个新生命的即将到来，让我觉得，我愿意也应该把我的一些经验告诉你，但我的做人经验也未必都是对的，所以，我想跟随你一起重新认识一下这个巨大的世界。看看这个时候的世界，在我的眼里，会不会有了一些变化。

妈妈也是由一个小小的婴儿，慢慢成长为今天，会有缘分做你的妈妈。我对待这个世界的迷茫与信心，有很多都是靠自己一点点摸索出来的。而我现在想做的，就是陪着肚子里的你，在这本妈妈写给你的书里，慢慢地告诉你，在你孕育、出生以及长大的过程里，可能会遇到的、必须会遇到的一些问题。我会告诉你如何面对你在成长过程中身体的变化，如何面对你的亲戚朋友，如何面对你的老师你的长辈，如何学习考试，甚至是如何面对疾病、痛苦、灾难，甚至是死亡。

宝贝啊，有很多妈妈也不明白的事情，让我们牵着手，一起去感受、经历、分享以及探讨，好不好啊？

No.2

当我和世界不一样，那就让我不一样

我就是我自己的神在我活的地方

我和我最后的倔强握紧双手绝对不放

——五月天《倔强》

亲爱的宝贝：

我想等你长大之后，会有一个阶段，对这个世界上的一切充满好奇心，就像传说中的十万个为什么一样，反复追问我各种各样的问题。有的，是我知识能力范围内可以解答的，还有一些，大概我也没有办法给你一个正确的，100%的标准答案。那个时候啊，宝贝，所有的一切，就需要你用自己的判断力去考察和思索了。

我们来作一个小小的假设：有一天我带你在一个饭馆吃饭。你忽然指着墙上的一句话问我："妈妈，这里明明写着'禁止吸烟'四个字，那么为什么隔壁桌子的叔叔在抽烟呢？"正在这个时候，走过来一个饭店的服务员，你把同样的问题提出来，那个阿姨回答你说："因为他要抽啊，我们管不了他。"然后你就会满脸迷惑地再问我："那他知道自己是错的吗？"妈妈会回答你："他当然知道是错的啊。"你又问："那他知道是错的，为什么不改呢？你不是说过，有错误要改正吗？"那么，我接下来要如何再次回答你呢？我有点不知道了，于是我们换个立场，是我先发问，到最后你会给我什么样的答案呢？

孩子啊，也许等你长大你就知道，这个世界上有很多人都清楚，自己每天都在犯一些小小的，表面上看起来是微不足道的错误，周围的其他人也是明白的，但是却很少有人会因为这些“小事”去劝说他，让他改正。时间长了，连他自己也忘记了，他在做一件错事。

也许再有一天，我带你坐公共汽车。你发现有一个老婆婆站在车厢里，而座位上坐着一个年轻的哥哥，但是那个哥哥始终低着头，装睡觉。你会问妈妈：“妈妈你不是说我们要给老人家让座位吗？为什么那个哥哥还坐着呢？他知道自己这样不对吗？”妈妈会告诉你：“他当然不对啊。”你又问：“周围的人也知道他不对吗？”

是的，所有的人都知道他不对。那么，那么，那么你会不会一直纠缠我为什么没有人过去提醒他呢？

孩子啊，也许你长大就会知道，这个世界上有很多人，已经有一种习惯的思维：只要不关自己的事情，绝对不会去多嘴，总结来说大概可以用“管闲事”这个词来代替。

管闲事？宝贝，你会不会有一天问妈妈：“管闲事到底是好，还是不好呢？”

如果我只是简单地回答你：“如果别人做错了，你去管，就不叫做管闲事。如果是人家的私事你去干涉，那就是管闲事了。”

可是，你会不会又问：“为什么其他人都不管，而我要去管呢？还有，在公众地方抽烟，在公车上不给老人家让座，在那些人的概念里，也是他们自己的私事，我是不是还是一种‘管闲事’呢？”

天啊，这些问题，连现在的我自己也说不清楚，所以没有办法给你答案呢。因为从小到大，我就是一个爱管这些所谓闲事的人。有那么几次，甚至因为去管这些闲事而惹得对方恼火，当场吵起来，甚至差点要揍我。但是，你的妈妈始终到今天也改不掉这个管闲事的毛病，每每看到这样的事情发生，我总是会第一个上前制止，不理会周围的人用什么样的眼光看我。说好听一点，有人把我这种行为叫做“打抱不平”。说难听一点，我就是那个吃饱了饭没事做，非常喜欢“管闲事”的人。

而每次遇到这样的事情，最让我伤心的并不是那个人改不改，而是周围的人，大多都非常冷漠地看着我，没有人上前说一句话。尽管我知道，他们都知道那些人的举动是错的。孩子，我不得不现在就再一次告诉你，在你要渐渐长大的这个社会，已经越来越凉薄和冷漠。人和人之间的关系变得非常疏离，甚至有时候，很残酷。

于是我安慰自己说：那么多周围在看的人，尽管他们表面上不说话，但是如果他们看到我的做法，在下一次遇到这样的事情，他们中间能有一个人，哪怕仅仅有一个人站出来说一句话，那么我这次的举动也算没白做。或者他们当中也有人有这样的坏习惯，而因为看到我的做法，下一次在公共场所里不这么做，那么我的目的也已经达到了。

曾经有一个作家说过这样的话：“小的时候，我们的眼里只有黑色和白色，这个世界上只有好人和坏人之分，但是随着年龄的增长，你会渐渐发现，在黑和白之间，还有无数种深深浅浅的灰色。”孩子啊，你将来长大，也许也会渐渐分不清楚究竟什么是好人和坏人，这个界限，实在太难判断了。

宝贝，等你长大，你会在课本里学到一个叫做鲁迅的作家的一句话，大概意思是说："这个世界上本来没有路，走的人多了，就有了路。"但是后来有人改了这句话说："这个世界上本来有很多错，犯的人多了，就好像不是错了。"我觉得说得很好，很好之外，还透着一丝无奈。所以希望你能记住。

亲爱的女儿，关于这些所谓小小的事情，其实还有很多很多，我想等你长大之后，和你慢慢探讨，请你用自己的眼睛去观察，然后告诉我，你的看法。

但是，你一定要记住，从小有人会教给你的一些话，简单的几个字："五讲四美、尊老爱幼"。这是这个世界上最珍贵的美德之一。我希望你长大了会知道，这简单的八个字，是人生的真理，我更希望长大的你，也会拥有这份已经越来越稀少的美德。

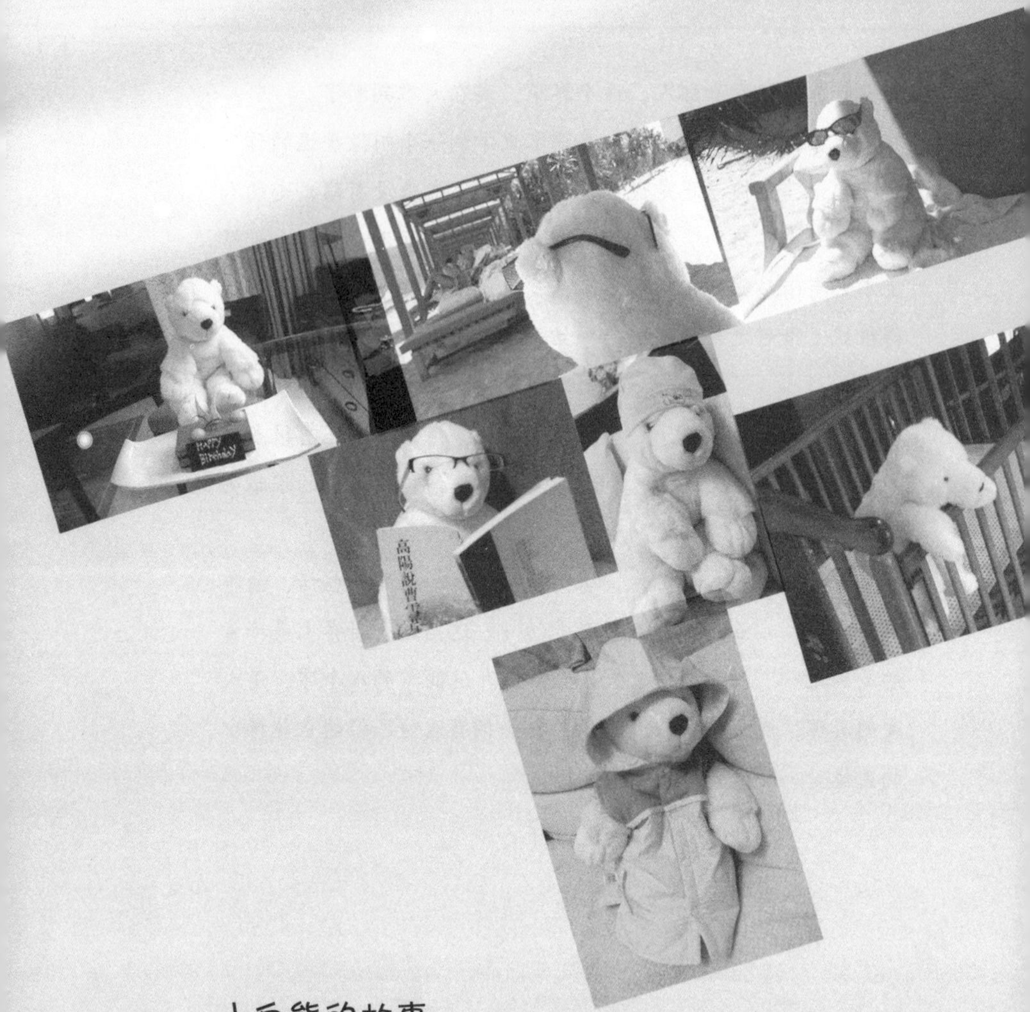

小白熊的故事

小白熊是女儿出生前朋友送的。她在我肚子里的时候，这只小熊就一直陪着她。试穿我买给她的衣服，大着肚子也不忘带她去海南旅行，晒太阳、看美女、坐在床头看书。晚上把它放在肚子上和女儿说话。这个小家伙还第一个睡过爸爸亲手给女儿安装的婴儿床呢。应该说，这是女儿真正意义上的第一件玩具。我格外喜欢小熊看书的这张照片，总觉得女儿在肚子里是可以感觉到，甚至是默默和小熊在对话的：“从此以后你就是我的另一双眼睛，将替我先和即将要来的这个世界轻轻地打招呼，你去走我走过的路或者没有走过的，而我也会从你的眼睛里看到自己和外面的距离。”

第二个月

我对自己说，我感受到了自己的害喜，不要太烦躁太无奈，因为这是怀孕必须经历的一关考验，没有任何人能够帮助你挨过去。曾经有一个医生对我说，她自己就吐到九个月。每每听到别的妈妈这样的话，我就好像得到了一点安慰似的。

逐渐度过了刚开始怀孕的时候那种强烈的精神上的紧张焦虑之后，到了第二个月，以及向第三个月迈进时，身体上的一些变化会让我们这些准妈妈觉得更加难以忍受。

这个所谓“妊娠反应”到来的早晚，是因人而异的。有的人早一点有的人晚一点，有的人，从头到尾都没什么特别的反应。我有个女性朋友在怀孕期间，从开始呕吐起，就一直不停，一直吐到了生产前夕。

有人说，妊娠反应大的人怀的多是男孩子，反应小的是女孩子，我觉得吧，这是没什么科学依据的，妊娠反应完全是由妈妈的身体决定的。还有一个说法是，反应越大的，孩子越是健康。于是妊娠反应非常大的我，就很“阿Q”地相信了这句话。

一般情况下，所有的孕妇，尤其是第一次当妈妈的人，都会多少感受到妊娠反应。那是你的小宝宝在对你发出信号：我来啦！

有时候觉得中国的汉字真是很有意思的。比如妊娠反应还有一个说法叫做：害喜。“害”，明明是个贬义词，害人、害虫、害怕……而“喜”字，多吉祥如意的一个字啊，两个完全意义相反的字放在一起，形成一种特殊的感觉，这，也是准妈妈们享有的特殊词汇。

所以我对自己说，我感受到了自己的害喜，不要太烦躁太无奈。因为这是怀孕必须经历的一关考验，没有任何人能够帮助你挨过去。曾经有一个医生对我说，她自己就吐到九个月。每每听到别的妈妈这样的话，我就好像得到了一点安慰似的。

其实每天的主要任务就是专心致志地——吐。这种经历大概一生也就这一次了。当成一种挑战吧，和自己玩一种猜测：看看几天会吐几次，会在几点吐。哈哈，真是有点小小的苦中作乐呢。

出门的时候我给自己带一个塑料袋，无论是步行还是乘车，都会有随时的妊娠反应。另外，包包里的纸巾也一定要准备充足，随身带一点零食，比如饼干或话梅，很难受的时候吃一点，也能够稍微缓解一点。

尤其是在早晨起床，那种想吐的感觉会特别明显。那两个月，我一想起要刷牙洗脸洗澡就头疼，因为我反应剧烈到一闻到那种香味儿就要吐，所以真是一边洗一边吐。

因为不是着急起床上班，我就可以在醒来之后多躺一会儿，在床头放一点咸的饼干，吃一点再起床会好一点。我个人还有另外一种经验。因为起床之后的晨吐，一般情况下都吐不出什么东西来，都是胆汁，所以特别难受，嘴里很苦。如果哪个准妈妈愿意试试的话，不妨起床了之后迅速喝一大杯温水，然后再去吐，就会直接把刚喝下去的水吐出来，这样的话，胃里和嘴里都没有那么辛苦。当然这样会加快呕吐的时间，并且也只是能稍微缓解一下难受的程度，但是稍微缓解也还是缓解啊……当然这纯粹是个人意见。

因为妊娠反应的到来，这段时间很难吃下东西。还有就是书上说的，孕妇的口味会在这个时候发生翻天覆地的变化，过去喜欢吃的，现在也许碰都不想碰，而脑海里经常想到一些莫名其妙的东西，并且只要一想到就马上要去吃。在这件事情上，我的家人一直很谅解，因为这也是孕妇在怀孕初期特有的反应。

但是，有那么几天，我还真是不幸到什么东西都吃不下，但我不要在这种时候了还要强迫自己。这样只会给自己的身体和精神带来更重的负担。除非是连续个把月，每一顿饭都不能下咽，那我觉得最好还是去医院打点滴比较保险。如果仅仅是一顿两顿，甚至是我这样一天两天，大可不必慌张，我不认为会影响到孩子的营养。就稍微吃一些清淡的东西，粥是最好的。当然也想过要在这个时候就补充维生素，不过最好还是先咨询医生的意见吧。

第二个月的后半期，准妈妈我开始到医院进行常规的孕期检查了。“B超”检查上，就可以看见一个小人，对，一个已经能发现四肢的小人，TA会在你的肚子里活动身体，踢腿伸脚打拳……只是这个时侯TA还太小，你感受不到而已。但光是看到，那种感觉也实在是足够奇妙了。

怀孕快要三个月的我们，要多注意休息，尽量减少剧烈运动。要上班的话，就要把公文包清理到最轻便。像我的工作需要对着电脑，那么一件防辐射的衣服最好是要准备的。虽然好像从科学的角度来说，谁也不知道电脑辐射对孩子的影响究竟有多大，但是因为我们现在毕竟每天要面对很多有辐射的电器，所以还是宁可信其有吧。

这在孕妇服装的专卖店都可以找到。可以根据自己怀孕的季节选购。背心式的或者是吊带式的，要考虑到一直穿到临产，所以我是选择码数大一点的。而且背心和吊带式各买一款，吊带装的可以穿在里面，夏天可以单穿。

还有在选购的时候有一个小窍门，当然我也是听说来的。就是把手机放在防辐射衣服的口袋里，手机就打不通了，很多人以此证明这个衣服真的可以防止辐射。其实，当时我是不放心要经常只穿一件这样的衣服的话，卫生上会不会有点问题，于是我就再多买了一件，因为还听说这种衣服洗过一次，它的防辐射效果就没有那么好了。还有我也曾经听朋友说过，仙人掌可以防辐射，在办公桌上或者电脑旁放一个仙人掌也不错，绿色的植物看上去就会比较养眼嘛。

当然，这些在我看来，多半是心理安慰。想想啊，现代的我们要对着手机、电脑，家里有电视、冰箱、微波炉……哪一样没有辐射啊？所以大可不必紧张过头。但还是要多注意，我和很多妈妈交流过，包括书上也有介绍，在家用电器中，微波炉的辐射是比较大的，所以最好少用，另外就是女孩子吹头发用的吹风机，因为吹风机的吹桶后面的电磁线是裸露的，所以辐射也比较大，建议最好不用。

还有一个问题。几乎现在所有的女性都有护肤的习惯。而怀孕之后，那些用习惯的护肤品是不是要全部丢掉？这个问题，在一些网站论坛上，我发现大部分人的答案都是：为了孩子，还是忍一忍吧。

而我的一个闺蜜，学化工的。她在当妈妈的时候，给我的意见是：除了那些美白的、有特殊功效的，包括口红之类最好少用之外，其实我们一般使用的爽肤水或者是面霜的含铅量，对孩子的影响真的不会如想象中那么可怕。

而我个人，对市面上一直宣传的孕妇专用的护肤品没有多少信任感。如果真的是害怕得要命，那么要么干脆不要使用，每天就用清水洗脸好了，然后涂一点“强生”的婴儿润肤露。而如果哪个准妈妈像我一样，也觉得本来怀孕就会使得皮肤变差变干，再不做一些基础的保养，实在很难受，或者要上班，工作性质决定必须要化妆，那么再想想看，这个年头多少明星妈妈照样怀孕啊，哪一次在公共场合下看到的她们，不一样还是化着浓妆，甚至踩着高跟鞋。我看她们的宝宝不照样很健康嘛……这样安慰一下自己，舒服多了。

所以，基本的护肤品，我觉得是可以用的。一些补水的乳液、护手霜都可以使用。不是做广告，我觉得日本品牌“FANCL”不错。他们的产品都是很小支装的，使用期限很短，恐怕也是因为添加的防腐剂比较少的缘故。而广告词中说的一点防腐剂都没有添加的话，反正我个人是不相信的。不过这个牌子的护肤品闻上去，确实没有那么重的酒精味道。另外就是，我有几个怀孕的朋友，都在用这个牌子的护肤品。还有一次当我自己去买的时候，发现他们的导购小姐有一个就是大着肚子的准妈妈。她当然告诉我说，自己使用的全部产品都是“FANCL”的，包括防晒霜。不过，口红和彩妆，能少用就少用。

至于去美容院做面部保养，在整个孕期中，我是到接近八个月才去过一次，也是在得到了医生的许可之后，因为皮肤实在干燥得难以忍受，去做一个补水的疗程。只要要求按摩师的手法轻一点，不要使用精油，不要按摩穴位，都应该没问题。不过，要平躺着两个小时，这个实在很难。那么，偶尔在家里做做补水的面膜，就用你平时使用的爽肤水，泡一个纸膜贴在脸上10分钟左右。我个人以为，不会对孩子有太大影响。

还有一个叫做“CLARINS”的品牌，有一部分产品是专门针对孕妇设计的。我自己没有尝试过，只是知道，也是一些爱美的准妈妈们推荐给我的。

还有一点，怀孕的季节里有蚊子的话，我个人是非常慎用一些花露水和驱蚊灵的。最好是使用蚊帐。如果被蚊子叮咬了，那些清凉油之类的东西也要小心使用，一般的花露水上都有“孕妇慎用”的字样，使用前注意看一下。还有一个方法也是我妈妈的朋友教的：买一瓶花露水，然后打开盖子放在房间的角落里，或者是床尾，也许对驱蚊有一定帮助。另外再推荐一个孕妇品牌：“SWISSO”（瑞士宝宝）。这个牌子有专门蚊子叮咬的油，也有防蚊的，我使用了之后觉得都不错。

还有，已经说过我在洗澡的时候，闻到洗发水沐浴乳的香味儿就受不了，后来也试了试这个牌子的孕妇专用洗澡类产品。因为含有姜味，就比较容易接受了。一些孕妇产品的专卖店里应该可以找到，或者香港的荷花亲子中心都可以找到，再不然，上“淘宝网”啦！

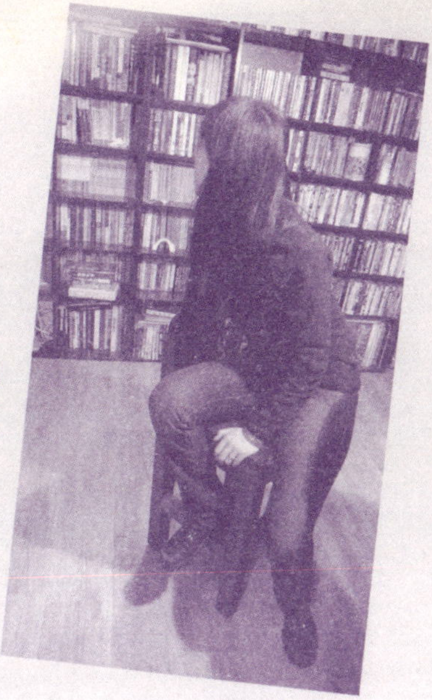

只有你知道的
天大秘密……

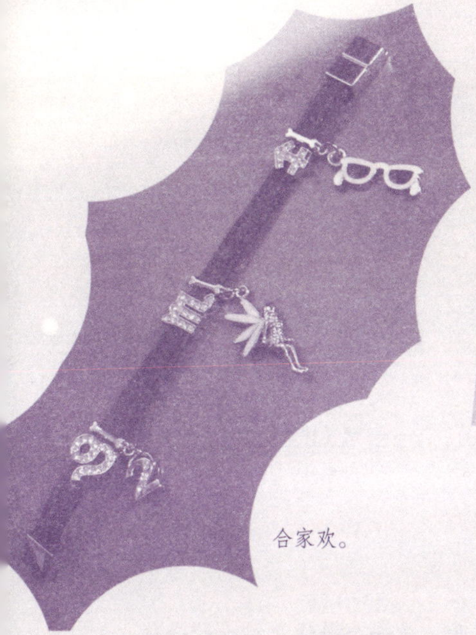

合家欢。

一个人。一家人。一起。一直到永远。

黑白照片拍摄的时候身体里已经开始在孕育一个新生命，那就是你。这时候这个喜讯……嘿，只有你这个小家伙自己知道呢。根据你的预产期，妈妈在怀孕期间自己亲手DIY做了一个小手链：里面的小配饰分别是几个星座的代表图案，代表你爸爸的射手座旁边我加了一副眼镜，因为他的爱读书，他的勤学上进和知识分子的气质。中间是你这个天蝎座宝宝的星座标志，我加的配饰是一个带翅膀飞翔的天使。因为你就是我们的小天使呢。而最后代表妈妈狮子座标志的配饰，我用了数字“2”。其实是“二百五”的简称，二百五？其实还是缺心眼儿，傻兮兮，有时候有点固执、偏激的代名词。我觉得真是和咱们一家三口很相配啊。女儿，我们欢迎你，我们谢谢你，选择我们。女儿，我们在一起。永远。

No.3
收音机里的人

我会枕着你的名字入眠

把最亮的你写在心间

寂寞的远方有多凄凉

让我安抚你的沧桑

——陈明《枕着你的名字入眠》

亲爱的宝贝：

今天妈妈想和你说的这个东西，是一个普通又神奇的小玩意儿。我对这个小玩意儿有着太深太深的感情，可以这样说，几乎没有什么东西，能够让我如此深爱，牵肠挂肚，并且是会持续终身的热爱。因为，妈妈曾经是一个收音机里的人。

还是换个说法讲通俗点吧：妈妈曾经在电台里工作。每一个深夜，我带着很多书、唱片进入到小小的直播室里，戴上耳机打开话筒开始说话。讲故事，放音乐，谈论喜欢的电影、书籍等等。同时也接听许多人打来的热线电话，听他们的各种心事。而这一切，都通过小小的收音机传送到千家万户。只要你有这样一个小盒子，到了一定时间打开它，你就会听到妈妈的声音。无论寒暑无关风雨，整整五年，几乎是我最美好的一段青春时光，全部献给了这个小盒子。

在外人眼里，这是一份很特别的工作。只能听到我的声音，却看不到我的人，能听到我讲的每一句话，却看不到我的表情。也许是因为这份特殊性，所以在那座城市里，收音机外，有很多很多人喜欢我，崇拜我，甚至是迷恋我。而我认为准确地说，他们热爱的是我的声音，以及我所传达出来的情绪。让我很诚实却又有点自恋地告诉你，在那座城市，妈妈算是一个公众人物，一个不大不小的“明星”。

做一个收音机里的人，在我的生活里，这除了外人看到的光鲜亮丽之外，其实是一份非常辛苦的职业。所需要承担承受的压力，并非一般人可以想象。在收音机里说一个小时的话，我需要在收音机外准备三个小时的案头工作。而最高峰的时候，妈妈每天有三档节目，一共六个小时。女儿，你知道一天总共有多少个小时吗?

因为这份工作，我每个月要承受来自听众、同事、领导、专业调查的收听率指数报告等等各个方面的各种压力。多少次吃着大把的止疼药微笑着在话筒前说话，多少次拔掉手上的针头冲回直播室，多少次哭完鼻子又去解决别人电话中的烦恼，多少次被广告商抢走节目时间段再夺回来，再失去再夺回来，再失去……我不记得了，完全不记得了。可是五年来，我能用手指数过来自己看到太阳的次数，数过来不用闹钟睡到自然醒的次数，数过来不用看着手表和朋友们吃顿饭的次数。

但五年里，妈妈从来没有迟到过一次，没有耽误过一期直播节目。并且，每档节目都是全省同时段收听率最高的节目。妈妈举办新书的签售会，偌大的书城几乎被挤爆。来者有白发苍苍的老人，有穿着校服的中学生。有拄着双拐的残疾人，有带着墨镜的盲人……我的“新书签售会”刷新了书城的签售活动记录……五年里，妈妈收到过的听众来信，装满了一个又一个麻袋。但妈妈永远也不会知道的是，我究竟被多少人听到过，记住过，以及渐渐忘记。

一点也不夸张地说，那五年里，我几乎就是为收音机而活着的。真是很奇怪的一件事啊，很多人完全理解不了，不就是一份工作吗，为什么在我这里好像生命一般珍贵？那些年，我的口头禅就是："节目就是我的孩子，我仿佛是一个单身母亲带着自己的小女儿艰难度日。"于是每年节目开播周年的日子，都有听众会送来鲜花和蛋糕给我，一直到我离开收音机，还有人在不断用各种方式打听寻找我的下落。

当我从医生那里知道你的预产期和我的节目开播日子相差不远时，曾经无比期望你可以出生在那一天。妈妈自私地奢望过，那一天可以成为永恒的纪念日，纵使我已经不再是收音机里的人了，但是我却真真实实拥有了一个小女儿，一个成长在完整家庭里的幸福的小女儿。

我想，即使等你长大，我用多少篇幅讲述这种感情给你听，你也不能完全理解。但是没有关系，因为那实在是——连我自己也没有办法诉说清楚的。

在不是收音机里的人之后，妈妈曾经花了很长一段时间医治内心的痛苦。几乎每个晚上都会痛哭，完全没有办法听那些曾经在电台里反复播出的歌曲，没有办法阅读自己几年来写下的工作笔记，甚至不能再听到收音机里别人的声音。一直到今天，有时候看一部电影，读一本书，想起一个念头，我还是会忍不住想，如果我在话筒前，我会怎么表达……

女儿，你将来长大，等你工作之后，你会认为妈妈的行为仅仅是职业病的后遗症吗？

其实，在离开之后，我依然有很多次机会重新回去做收音机里的人，但是每一次，我都经过了极度的煎熬挣扎，最后的答案是：不。

原因很简单，因为如果再度拥有，当时一定是快乐的。但这个世界上，怎么会有永恒的东西存在呢？终于有一天我还是会离开，到了那一天，我又会陷入新一轮的痛苦纠葛。不不不，我不想再试了。

而且，因为太热爱了，所以我没有办法把收音机里的工作当成一种享受，我只会用尽全部的力气去做到最好，那样会非常辛苦。而如果做不到最好，我会更加伤心。如果做到了，花费了全部的精力，也已经没有任何乐趣可言了。而且，我已经拥有一柜子的获奖证书，一部分的节目录音文件，以及巨大的回忆，所以，无论是痛苦或是甜蜜，幸福以及悲伤，这些已经足够了。我的青春，因为有收音机的存在，而比一般人绚烂美好许多。我已经非常非常知足了。

亲爱的女儿啊，等你长大，妈妈会在适当的时候给你听听那些节目，给你看看那些记录，给你讲讲那些趣事。等你长大了你也许就会知道，有时候我们深爱一些什么东西，如果不去占有，而是远远地看着，是一种非常高贵的态度，并且你就永远也不会失去它。所谓“不见就是不散”大抵如此吧。

我热爱的作家有一本书叫做《如何说再见》，在告别收音机的日子里，这本书给予我很多帮助，我把其中最喜欢的那句话送给你：“虽然依依不舍，但雍容大方地离去。”

神经兮兮迷迷糊糊的我

在南京的时候，我经常半夜脚踏一双平底绣花鞋就去做节目了，仿佛真是个“女鬼游魂”。熟悉我的人都知道的，除了黑白蓝灰，在我的身上几乎找不到其他颜色，因为我总固执地以为其他颜色都不是可以穿在身上的。譬如粉红色，除了花朵就只剩下三岁以下的幼童才配拥有。但是绣花鞋却是例外，她们似胎记般找上我，许多年来天南地北行走，竟然足足收藏了近百双有余，其中有些价格很便宜，有些却又很昂贵，于是加起来还是有点奢侈。因为大部分都没有穿过，均是手工麻底，图案吉祥喜庆且制作精良，分别来自古老城镇或者好友的相赠。非常有意思的是，每次只要我穿它们都会下雨，好像一种莫名的牵连，有的时候早上出门脚下莲步生风，美艳不可当，包里却大煞风景揣着另一双拖鞋或者帆布鞋，因为我知道最后总会有用武之地，事实也是如此。还记得那一年，我的朋友“瑜老板”来广州演出，我带她去看广州殖民地时期的老房子，一路谈笑风生，后来竟然落雨了，我低头看了看脚上的鞋子，图案是非常经典的绿底红花，于是有点惭愧地说：“当然啦，因为我穿了绣花鞋。”“瑜老板”虽然不是很能理解，却也笑了起来，似见到外星人一般，只摇着头说：“也罢，你向来古怪得厉害。”我们逛了

这是在我深爱的南京，中山陵的“神道”。我给这张自己的背影照片取名为“呼吸”。

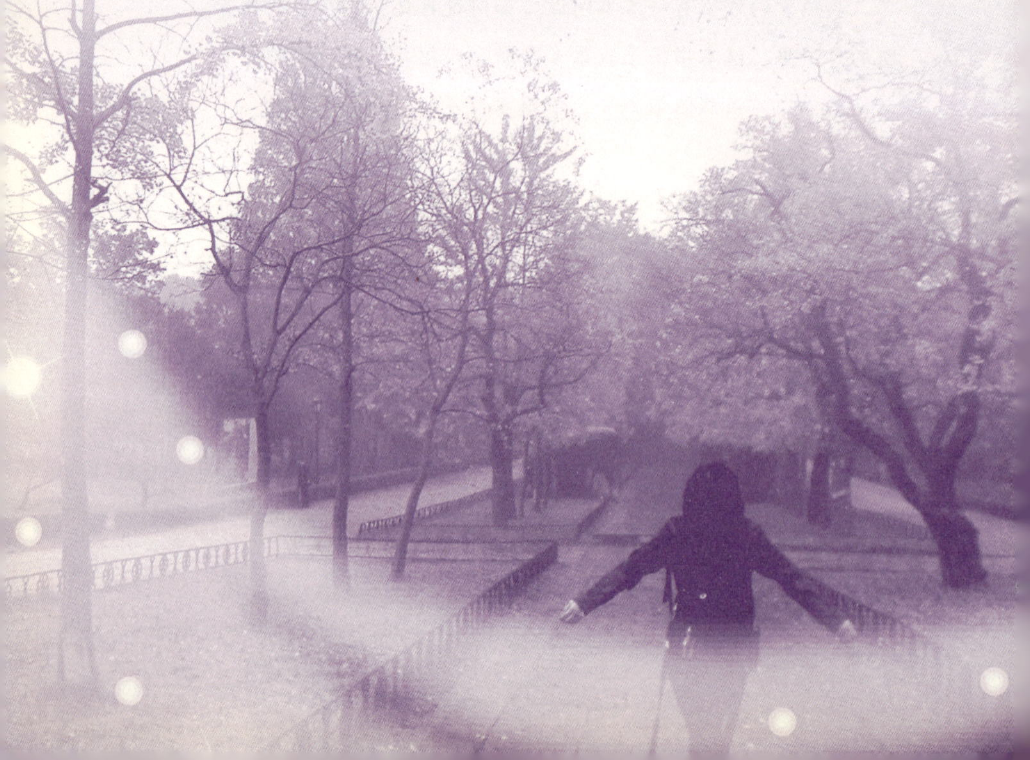

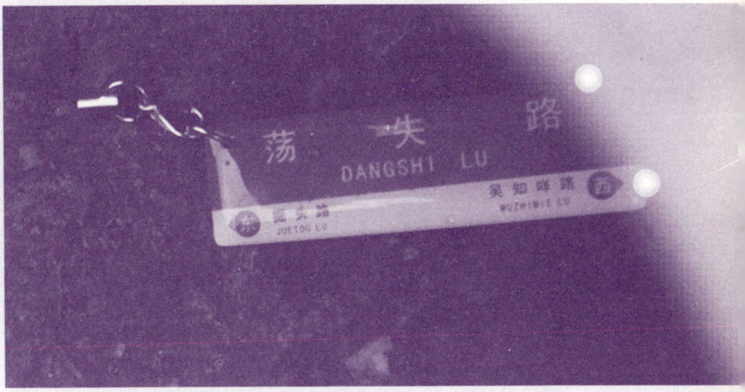

“荡失路”在广东话里就是迷路的意思，我觉得很像自己青春年少时的状态。

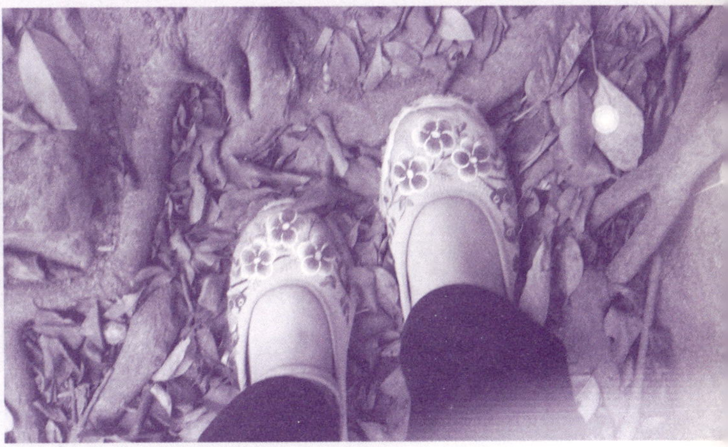

绣花鞋似我的胎记，有一种“穿到哪里，哪里就下雨”的诡异。

一整条街，各自拍各自的照片，其乐无穷，可是居然找不到了来时的路，是真的迷路了，只好等车子来接。“荡失路”就是广州话“迷路”的意思。顾名思义，就是走丢了不知身在何处的意思。我非常喜欢这个说法，一下子仿佛又回到了青春年少的时光，跌跌撞撞一路走来，带着地图、背包和一把吉他，做一个仗剑天涯的自由旅人，没有目的地，亦没有约定归期。是呀，能够独自走在路上，张开双臂深深地呼吸，享受片刻的只属于自己的宁静有多好，而没有亲自尝试的人是永远也不会知道那是怎样的美妙。就像歌里唱的，“你说要一个人去旅行，眼里藏着一朵乌云，直到你藏不住秘密，天空就会飘着雨……”

No.4

一种叫做“抑郁症”的疾病

Depression's got a hold of me/Depression-i gotta break free

Depression's got a hold of me/Depression's gonna kill me

（抑郁症抓住了我/抑郁症，我要摆脱

抑郁症抓住了我/抑郁症要杀死我）

——Black Flag *Depression*

亲爱的宝贝：

你在我身体里孕育的这最开始的几个月里，每次想对你说话的时候，妈妈都会尽量思索一些快乐的、温暖的、重要的来讲给你听。比如今天这封信里的内容，除了觉得对于我来说，是妈妈人生里一个无法回避并且很重要的经历之外，也还有一些原因是因为你。坦率地说，我很担心因为这封信里所说到的这件事的存在，会影响你在我的身体里的成长，会干扰到你的情绪。

我是不是太可笑了一点？还未成人型的胚胎会有很多情绪变化吗？可是我想全天下的妈妈大概当小生命已经和自己生活在一个身体里的时候，就已经在潜意识里将TA当成了有思想能力的一个人。所以想了很久，还是决定在最开始的时候，就将这件事情一五一十地讲述给你听。

而写给你的这一封信，有一个朋友在看过之后认为，那只是我自己最痛苦的一件事而已，和给你的书信没有什么关系。但是，我却固执地认为这一封信，一定要保留，每个字都要保留。也许，妈妈只是想借着这封信，发泄一下自己内心的情绪，请你谅解我的顽固和私心吧。

不那么啰嗦了，其实我想让你知道的是，你的妈妈曾经患过一种病。这个病的叫法有很多种：情绪病、抑郁症、忧郁病、心理障碍……所以我决定用英文“depression”这个相对比较专业的词汇来和你探讨这件事，探究这种疾病。

稍微有点沮丧的是，至今这个病也没有完全离开我。虽然比起最严重的时候，我已经看上去完全是个健康的人了，但是我内心深处非常明白，我和depression还生活在一个身体里，只是比较起来，我已经比它强大很多了。我不再害怕它，这已经是很大的进步了。

让我来简单形容一下妈妈的depression给你听，但让我在描述之前恳求一下上苍：但愿我的孩子永远也不会理解那是一种怎样的经历。

应该是七年之前，我开始睡不着觉，无论我工作多久，多么疲倦，甚至是身体已经累到极限，我都没有办法进入睡眠状态，当我一个星期加起来只能勉强浅度入睡三个钟头的时候，我意识到自己出了问题，于是去医生那里开了安眠药，之后我就再也没有摆脱掉它……

当依靠药物可以入睡之后，我又渐渐发现，自己无法集中注意力去阅读和学习，常常对着书本整个小时，一页也翻不过去，而等我回过神来，发现我并不知道自己想过些什么。好像只是在重复看这一页书的第一行字的第一个词汇。但是，合上书本，我完全想不起来那个词是什么了。于是我再去医生那里，开了一些可以帮助提高记忆力以及集中注意力的药物，在有需要的时候就吞一片……

再然后，我发现我对食物没有了兴趣，我感觉不到饿是什么滋味。只是到了时间，觉得应该吃东西了才勉强进食，然而我依旧不知道自己吃下去的是什么，或者食物是什么味道。接下来，我开始怀疑身边的一切：走在路上，总觉得身后有人跟踪我；电话响起的时候，总觉得会有人告诉我什么噩耗；我开始大把大把掉头发，眼白变成了浅蓝色，好像波斯猫一样。再然后，我的脾气越来越坏，有时会因为同事无意的一句话，而当着全办公室的人冲上去揪住对方的领子用最肮脏的话大声咒骂她。可是，到了黄昏时分，我就会特别恐惧，看着落日嚎啕大哭却找不到任何原因。无缘无故会不停手发抖，连杯子也握不住，并且手心一直持续不断出虚汗。

这时候我认为，我生病了，而且一定是绝症。于是我开始不断跑医院，做各种各样的身体检查，但是每一次的报告都是“正常正常正常”，甚至连贫血近视都没有。而我的问题却越来越严重：我怀疑有人要迫害我，在我的食物里下毒；我怀疑我的妈妈在家里会忽然遭遇抢劫；下午开会的时候我感觉自己一定会被无端端地炒鱿鱼……再再后来，连药物也失去了效果，当我吞下二十几片安眠药之后，也只能勉强维持两个小时的睡眠，然后就会被无休止的噩梦惊醒，醒来之后会比没有睡觉更加疲倦……最后的最后，我每天都在琢磨一个问题：怎么才能——死。

当以上这些种种问题都没有得到解决的时候，我还在坚持工作。不，我不想“炫耀”自己是一个“劳模”，只是我真的习惯了自己的事情自己解决，而且现实点说，我需要工作带来收入，除保证必要的生活开支外，还要维持每个月巨大的药费。

这个时候，在身体检查之外，医院给我做了好多关于精神问题方面的检查：一些选择题，一些电脑测试，几百道几百道不停回答是或者否。再把平时在纸上随便涂涂画画的东西按照医生的指示交给医院。然后医生再给我看一些图片，都是黑乎乎的，让我告诉他们那些图片看上去像或者是什么东西……反正，都是一些稀奇古怪的检查。

于是，医院的医生很轻松地诊断我患上了严重的depression，并且有一个具体的名词——Agitated depression（“激越型”抑郁症）。陪伴我的药物，从简单的帮助睡眠的，提高记忆力的，加入了抵抗躁狂的，缓解情绪低落的，抑制内心沮丧的。每一个星期，我都要准时去医院会见心理医生。多么有趣，每天晚上我在电台里听别人的心事，冒充心理医生，给他们出谋划策，甚至是解决问题。而白天我去医院，听心理医生喋喋不休指导我该怎么面对我自己的生活……

那段时间，我成了脑科医院著名的病人，甚至有的小护士还是我的听众，拿了药之后我还得给她们签名合影。而这个“著名”的另一个概念是：偌大一家医院全部有经验的、有资历的、年轻的、年老的心理专家，全都被我弄得快要患上了depression了。

我不断更换新的药物和医生，而结果就是我仿佛变成了一只绕着尾巴和自己转圈的猫：

我：“医生，你开给我的这种治疗depression的新药有副作用，我老是有幻觉，而且亢奋得无法入睡。”

医生：“对啊，这就是副作用啊。”

我：“但是我睡不着觉了啊。我亢奋啊，我觉得自己更加depression了啊。”

医生：“所以你要继续吃药啊。”

我：“可是我睡不着啊……”

医生：“所以你要坚持吃啊……”

我："吃了睡眠的药也睡不着啊，因为另一种药的副作用更强大啊……"

医生："那就加大睡眠药物的量啊……"

我："可是睡眠药物的副作用是会加重depression啊……"

医生："所以你要再吃治疗depression的新药啊……"

我："操你大爷的，你他妈的是什么狗屁医生啊？！"

亲爱的孩子，请你千万千万原谅我的粗口。

自从被确诊患上了depression之后，我度过了时好时坏，疯疯癫癫、迷迷糊糊，时而低落，时而暴躁，时而害怕，却一直绝望的两年时间。

一直到2007年的初春，一个看上去斯文漂亮的女医生对我说："惠子，我认为你还是住院吧，接受药物、心理，以及仪器的多重治疗。"而在这个时候，我几乎已经没有办法坚持维持日常的正规工作了。

我永远也不会忘记那个下午，2007年5月30日的下午，我拿着医院的《强制住院通知书》，走到阳光灿烂的马路上，看着穿梭不息的车辆和行色匆匆的人群，完全不知道自己接下来要去什么地方，要做什么，想做什么，该做什么……我只是拼命地想哭，但是最后我竟然迎着风笑了起来：想破头也不明白，为什么好好的青春在我自己的手里就变成了这样。

就是在这个时候，口袋里的电话响了，一个之前只是发过短信，写过邮件，通过几次电话的人，从遥远的一个城市来看望我。那是一次很普通的见面，喝了一杯咖啡，吃了一顿晚饭随便聊了聊天。但是那次见面之后，他再也没有离开过我。哪怕我曾经狠心地断绝了一切和他联系的可能，但是，他不肯罢休，他一次又一次飞到南京来看望我，然后更加用力地握住我的手。再也不肯松开……

这个人，后来成为了我的丈夫。是的，亲爱的宝贝，这个人就是你的爸爸。

他用一种很普通、很平凡却已经极端稀少的药物治愈了我的depression。

但是就好像一个开过刀的人会留下疤痕一样。我的depression现在住在内心深处的一个小角落，已经很少会干扰我的生活，只是偶尔跳出来捣一下乱，还想展示一下它的威力，但它已经基本无计可施了，因为它“无计可施”的不是我，而是你的爸爸拥有的这种药。

亲爱的女儿，等你长大就知道，你爸爸拥有的这种药物，叫做：爱。

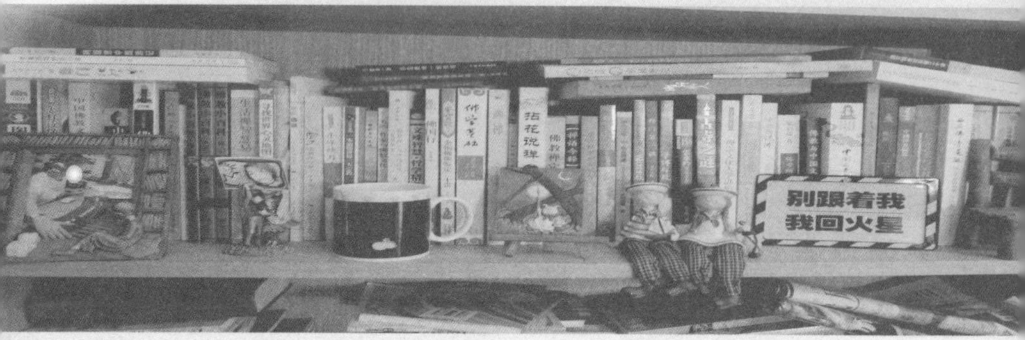

最喜欢的一排书架小摆设。

一半文艺一半神经

书是勉强分了类的。只是这些装饰品，对我都是有特殊意义或者格外喜欢的。第一张照片是离开南京电台时候留下的最后一张在直播室的照片，用喜欢的几米漫画相框装起来。第二个依然是根据几米的漫画《向左走向右走》改编的电影当中的小玩意儿，我起名字叫：“为你挡风遮雨”……上面夹的照片也许模糊了，当然模糊了，那是七年前的我。那个杯子依旧是几米的漫画作品“月亮忘记了”，只要加了热水，蓝色就会渐渐退去，城市会慢慢现出来。曾经被女儿打碎了一个，花了很长时间终于在另一个城市又找到一模一样的。第四个小摆设依然来自几米的漫画作品……好吧，现在大家都知道我是一个“几米控”了。再旁边的一对男女，应该是海上的船员。我喜欢那个女孩子的长辫子，和手里拿着的酒壶……呃……再仔细看一下，应该是海上的照明灯才对啊。再然后，“别跟着我，我回火星”，这是我看到过所有车后挂牌中最喜欢的，觉得非常有趣，令人喷饭。所以我先买下来，用它来激励我这个考车牌一年都没及格的人（这是一壶很不开的水啊，就不提啦）最后这把小椅子是无意在深圳买到的，久久盯着舍不得离去，后来对朋友说，觉得这把椅子很像我自己：孤独而丑陋。其实，我看自己，真的是这样的。

第三个月

有那么几次，我差点晕倒在这样的公共场所。这些眩晕的状况，医生检查我之后说不是孕妇高血压或者是贫血，大致上都是由于身体里的荷尔蒙分泌的改变所引起的。有时候还会感觉上不来气，就是那种空气不够用，仿佛上了高原一样的反应。

怀孕到了第三个月之后，最开始的紧张期会慢慢过去。我也已经从心理上和生理上都开始接受了自己的一些变化。而且慢慢地也从这个时候开始，妊娠初期的一些呕吐反应会逐步减轻，当然也是因人而异的。

不幸的是，一直到三个月要结束的时候，我依然呕吐不止，并且时时伴随很明显的眩晕状态，尤其是在人多的地方。所以我连大型的超市、地铁站，都尽量少去。若是去，也要有人陪同。有那么几次，我差点晕倒在这样的公共场所。这些眩晕的状况，医生检查我之后说不是孕妇高血压或者是贫血，大致上都是由于身体里的荷尔蒙分泌的改变所引起的。有时候还会感觉上不来气，就是那种空气不够用，仿佛上了高原一样的反应。

所以我在家里出现这种情况，就马上停止手里的事情，平躺一会儿。如果是在外面，就不管三七二十一尽管随地坐下来了，无论是什么地方，因为我知道千万不要硬撑着，万一这个时候晕倒了，麻烦更大。要知道，孕期这些生理上的变化，目前为止，似乎除了根据书本上，或者是每个当过妈妈的人的一些经验之谈外，没有任何可以根治医疗的办法，因为这些症状也确实不是疾病。有时候想想，母亲的伟大从这个时候就开始了，我们需要用肉身，活生生挨过这些不适症状。

在生理上的变化，还有一点很明显，就是我会不停不停不停地想去厕所。这个在一些专业指导准妈妈的书籍上也写得很清楚了。因为准妈妈的子宫逐渐变大而压迫到膀胱。所以，待在有厕所或者离厕所比较近的地方是最安全的。有几次出远门，我知道自己很长一段时间不能去洗手间，那么，成人纸尿裤是必须要准备的。

另外，孕妇也容易在这个时候出现牙龈出血的问题。我个人就比较严重。每天都会在刷牙的时候流很多血，解决的方法也无非是换软毛的牙刷，推荐“狮王牌”的特级软毛牙刷，并且在使用前先用干净的热水泡多几次，洗干净手把牙刷毛搓得更软一点再使用也可以。漱口的时候用温盐水也比较好。或者不要刷牙了，然后晚上改用漱口水就行了。另外，有的妈妈会在这个时候经常性流鼻血，那也是因为孕妇火气比较大的缘故，但是很多人都认为，泻火的东西都太凉了，不适合给孕妇吃，但是晚饭的时候吃点苦瓜，或者是喝一杯去火的菊花茶，能怎么样啊？有些长辈真是太容易大惊小怪了。所以我觉得，只要不是非常严重性的牙齿或者鼻子出血，也可以不必慌张，询问医生是最简单的，但是我估计医生也没什么太好的办法，自己就是活生生的例子。多吃多睡固然对孕妇重要，但是千万别吃太补的东西，流鼻血很可能就是这样引起的。

准妈妈到了这个月，身形上已经开始有了一些变化。乳房开始变大，乳晕变深。小腹开始鼓起。如果三个月之前就一直属于能吃能喝能睡那一类人的话，估计这个时候，各个部位都开始长肉了。是不是该在这个时候添置一些孕妇服了？

我觉得吧，还是要先考虑一下自己到底是在哪个月份生产，有经验的准妈妈告诉我，到了最后两个月，会发现体型变化得更加厉害。所以如果在第三、四个月就去购买一些孕妇服装的话，很有可能到了最后两个月又都穿不上了。多浪费啊。

所以最好的方式就是尽量找一些自己比较宽大的衣服穿，还有一个比较好的选择就是自己老公的衣服。我觉得在平时，穿老公衣服的机会也不会太多，刚好趁这个时候多体验一下也挺有意思的。

其实说实话，我真的觉得，现在的商家啊，考虑孕妇的感受实在太少太少，大部分的孕妇服装都做得比较丑，不是有蝴蝶结的，就是泡泡纱，颜色也都是千奇百怪的。就连孕妇的内衣裤都丑得要命。当然我知道，孕妇穿衣服，第一是舒适，可是总还有第二吧？“漂亮时尚”这些词汇难道和孕妇都没关系吗？难道孕妇就不能臭美吗？尤其是咱们“80后”妈妈，对吧？

在孕妇服装专卖店里，有两种裤子是比较好的选择，一种适合夏天或者温度比较适中的春秋季节。有点类似北方冬天穿在里面贴身的内衣材料，很软很薄，但却比较保暖。一般都是七分裤，黑色为主，也好搭配服饰。腰部设计得特别合理，有一排扣子，可以根据自己的肚子的变化而调整。另外一个选择，我觉得是孕妇的牛仔裤，因为一般的牛仔裤，腹部的位置都比较紧，就算是老公的裤子也会比较硬。所以我在选购服装的时候，买了两条孕妇专用的牛仔裤，因为这样的裤子腰部都是棉质的，有松紧性。搭配T恤、平跟鞋非常好，也比较保暖。其他的一些所谓纯棉质地的孕妇裤，我个人不推荐，因为很吸灰，而且价格也会更高。

其实现在孕妇服装的品牌也越来越多了，但是好看的实在不多。个人觉得在这个问题上就没必要讲究牌子了。根据自己的喜好，多作比较再买。

还有就是孕妇内衣裤的选择，这个一定要说一下。其实在三个月的时候，乳房就比之前已经很明显地增大了，但千万不要以为不会再有变化。所以我基本上是每个月都会买新的内衣，这实在很头疼。因为只有女人自己知道，内衣穿得舒服是多么重要。所以千万别听那些商家的导购员的建议：从一开始就购买能够哺乳的特殊内衣。因为到了你的哺乳期你会发现当初这个尺码的内衣根本穿不上，因为在哺乳期乳房还会继续增大。而如果继续穿之前的，会很难受。所以在内衣选择这个问题上，我个人的看法是：不合适穿了，就去买新的吧。不一定要牌子货，不一定要很贵，但一定要舒服。在这个事情上，请不要让自己受苦。

而内裤的选择，到了后几个月才买那些特别大号的，可以包起整个肚子的孕妇内裤也不迟。这个问题我有两个建议：一个是买很多低腰内裤，露出肚脐的那种，如果你的孕期在夏天，也不会太热，更别担心着凉，因为你还是要穿外衣的嘛。因为我和“闺蜜妈妈”都发现低腰内裤在怀孕的时候穿是比较舒服的。或者，就干脆买一次性的纸内裤，方便又卫生，每天都可以更换。因为在这个时候，有的孕妇妈妈还会有少量的白带出现，但其实用卫生护垫是不太好的，反而更容易滋生细菌。

而平时对于私隐部位的护理，有的妈妈喜欢用一些清洗液，这个时候也要注意，选择的牌子一定是要注明孕妇可以用的。或者就是用清水。如果需要的话，推荐“贝亲”这个牌子一款泡沫型的孕妇护理液，还不错。

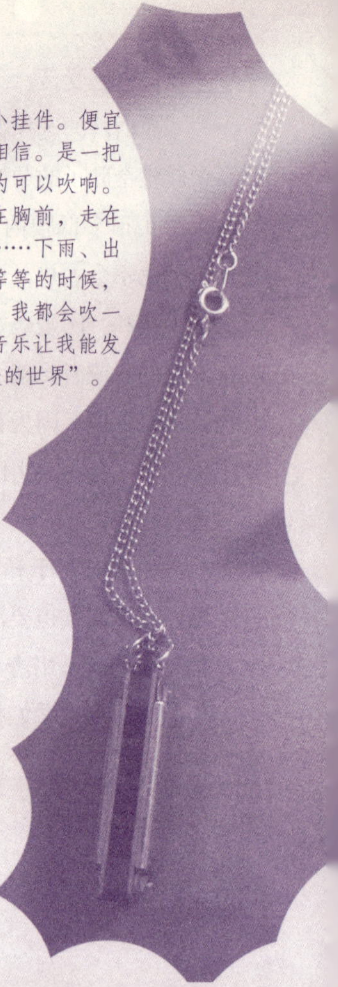

我最喜欢的小挂件。便宜得让人几乎不敢相信。是一把小小的口琴，真的可以吹响。我很喜欢把它挂在胸前，走在路上，坐在车里……下雨、出太阳、黄昏落日等等的时候，心情好或者不好，我都会吹一段旋律：“感谢音乐让我能发现，一个更加完美的世界”。

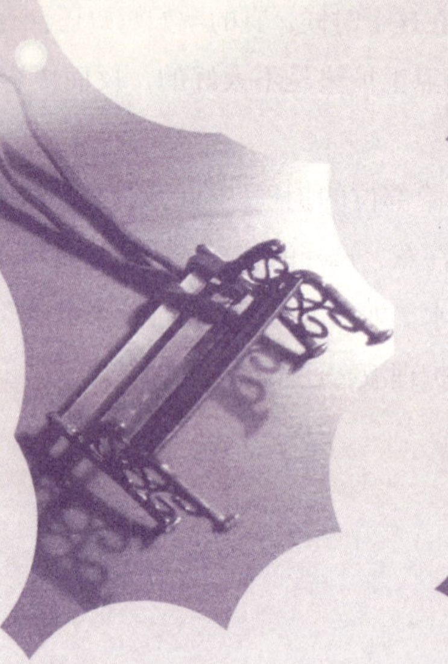

小椅子的挂件很少有机会戴。但依旧是我喜欢挂在胸前的，也不知道为什么，是想用来让自己的心坐下来休息一会儿吗？还是说，我觉得小椅子实在孤零零的有点让人心酸呢？

曾经收藏的百宝箱将变成你的玩具盒

还是小小的少年一枚，笑起来有瘦瘦的酒窝和虎牙。回头偷偷地看，直到日落黄昏。在一箩筐心知肚明的眼光里，你想怎么样呢？还是永远不要再相见吧。这样你不得不重拾起青春的容颜，这样小小的少年就不会长大，这样我还可以得到梦里的礼物。即便是现在我也经常把这个小椅子挂在胸前，有的时候想啊，生活的脚步永远那么仓促，可是总有那么一个时刻需要一个人坐下来想想或者什么也不想。那么就这样吧，鸟儿飞去了只有天空知道。还有的时候，我也会挂起那个最爱的能吹响的口琴挂件，仿佛歌里唱的那般，夕阳照过来，路上多么美，轻轻口哨是否让你想起了谁？你说我的脸上竟也有了皱纹，那个样子会不会像美丽的黄昏……

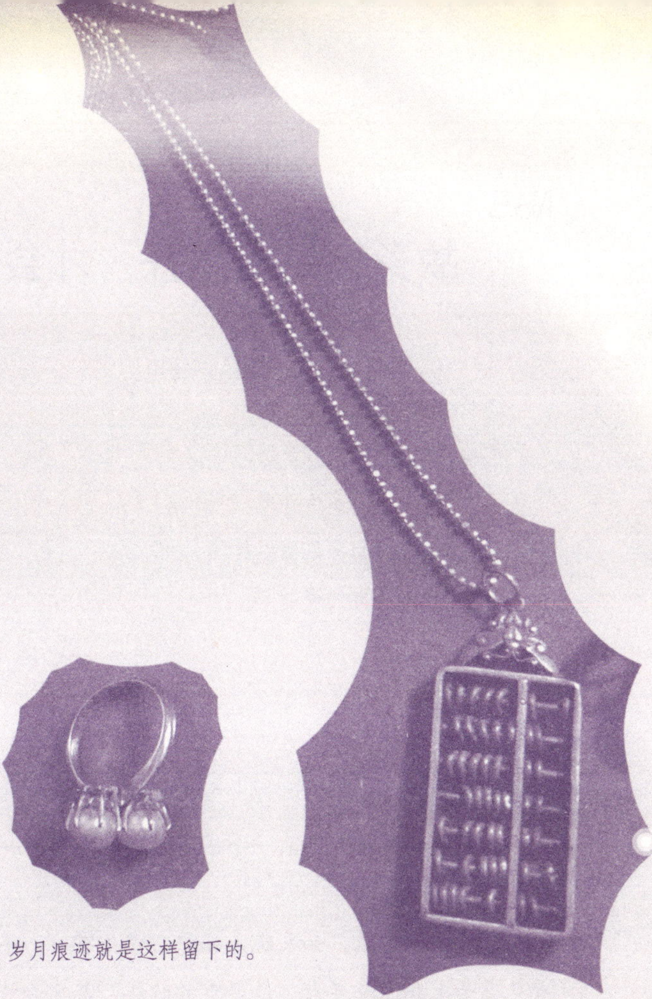

岁月痕迹就是这样留下的。

是为了在心里打点“小算盘”吗？

那个算盘是一个好朋友送给妈妈的，别看貌不惊人却是非常名贵的古董哦。就好像这个戒指，是我的干妈送给我的。这个戒指并不贵重，在我心里却价值连城。因为是干妈的妈妈留给她的，她后来转送给我，将来我会再送给你。女儿啊，你可知道这个戒指，数数年头看，传到你那里已经超过百年的历史了。时间会流失，可是相亲相爱的人们所留下的痕迹，永不会丢失，对吗？我很喜欢这两个已经打上了岁月痕迹的饰品，送我挂件的朋友对我说：“你傻傻呆呆的，一副缺心眼儿的样子，送你个小玩意儿，有时候在心里打打小算盘吧。”这么多年过去了，这个朋友和我很少联系，但是每次看到我都会想起他的话，可惜的是，我觉得自己有时候啊，还是有点缺心眼儿呢……

可是缺心眼儿，我总觉得是优点呢……

No.5
故乡，只有离开，才会懂得

我心中的世界竟是如此遥远

不知不觉中已离家千万里

在那遥远地方灯火依然昏黄

却无数次照亮我的梦乡

——李健《故乡山川》

亲爱的宝贝：

妈妈的故乡是大西北一个很有名气的城市——西安。那里一年四季气候分明。

春天多沙尘暴，如果晚上睡觉忘记关窗户，早上起床就会看见桌子上积了一层灰，最严重的时候，甚至会被灰尘呛醒。夏天又很热，缺水。在我的童年记忆里，吃过晚饭，总是要到两站路以外的地方去打水。水是很珍贵的，洗了米的水洗菜，洗完菜留着洗碗，洗碗水还要洗抹布、拖把，最后冲厕所。洗澡的时候要用另外一个盆子接着洗澡水，留下来洗衣服或者清洗地板……那个城市的秋天很短暂，却非常迷人。高大沉默的中国槐会散发出阵阵清香，还有杨树叶子经过一夜的暴雨便铺满了街道，好像踩在厚厚的地毯上。到了冬天，总是会有大雪，几天几夜无休无止。那是孩子们天然的玩具，打雪仗、堆雪人、滑冰道，是妈妈童年里最快乐的记忆了。

西安有很多小吃。整条街道家家户户都有不同的美食，吸引着世界各地的游客。你的外婆会煮非常地道的陕西面食，还有包饺子。在西安，冬至那天一定要吃饺子，这样才不会冻坏耳朵。所以，当我第一次在广州过冬至的时候，发现街上的行人，包括我自己竟然还穿着短袖，内心的那种奇异感和淡淡的失落，是很难用语言来讲述的。

在故乡西安之外，还有另外一座江南的城市，被我称为第二故乡。那就是南京。那座城市，几乎拥有我的全部青春，非常美好、灿烂又有一些残忍的青春。那里一年四季都很多雨，春天秋天是小雨，到了冬天和夏天就变成暴雨频频。很难想象的，冬天很少能看见雪，反而是无休止的雨水，整个世界都是潮湿阴冷的，躲在房间里也一样，无论穿多少件衣服，总感觉手脚没有温度，连被子都有一股潮味。时间长了，我甚至怀疑自己也有点发霉了。然而气候如此恶劣的一座城市，却不能影响我对它的爱。因为我在这座城市里成长，从一个轻狂无知的少年，一直到离开的时候，人人都说你妈妈已经小有成绩。

在那个城市里，很多年的夜晚，有无数人是枕着我的声音入眠的。有高中生在我的声音里考上大学；有大学生在我讲述的故事里找到工作，甚至结婚成家；马路上奔驰的出租车在我的陪伴下度过一个个不眠的工作之夜；五年里，无数24小时营业的超市都反复播放着我选择的歌。我离开那座城市的时候，有很多人舍不得，有很多人伤心流泪，甚至到电台门口拉横幅挽留我，当然更多人给予我的是默默的祝福。

这两个地方，都被我称做为自己的故乡。而对于你来说，将来这两个地方，大概只是一个地名，或者是旅游经过的城市，最多是将来有机会陪妈妈去“怀旧”时，我指给你看的，你完全没有感情的街道、树木以及很多人。

然而，亲爱的宝贝，你所出生以及成长的，你将来认定的故乡——广州，对于我来说，至少到现在为止，是一个很疏离很难融入的城市。我只知道，这里一年至少有三季都很炎热，空气中有说不清楚的躁动不安，人们都讲着非常难懂的语言，比英语还要难以琢磨。而且，太多人喜欢吃稀奇古怪的东西。

我在这个城市的最初阶段，那种感觉，就好像是外星人来到了地球一般不适应。我发疯一般想念西安黄昏时候如血的残阳，想念南京城满街道的法国梧桐树，甚至过去这两个城市的缺点也会被我无限放大成优点，被我想念到自己对着广州陌生的人群和街道哭了起来。

我的宝贝，你会在这样一个城市长大成人，并且习惯它，热爱它。或者是相反的感情也说不定。甚至将来，你会比我，这个带你来到这个世界、这个城市的人，更加快速地融入这里的生活。也许有一天，需要你翻译那些听不懂的话给我。又也许，你会像我一样，从小就一直反感厌恶自己生活的城市，一早就想要离开它，走得越远越好。但是等你离开了它，你也许会如我一般，甚至觉得别的地方的空气和家乡都不一样。

当我渐渐熟悉并且喜欢上广州这样一个城市的时候，它又仿佛变成一个“热恋的情人”，什么都是新鲜的，有趣的。就算有什么不好不习惯的地方，也渐渐可以忍受了。而西安和南京，我又开始埋怨它们的不好，就好像“老夫老妻”一样，总觉得烦人和不顺眼。但是，我内心深处最明白：若是有一天，我受到了什么伤害，最先想到的，一定是西安，或者南京。我不知道这样的比喻是否恰当。但是大概，“故乡”的魅力就在于此了吧。

孩子啊，等你长大了你就会知道：故乡，离开它，你才会真正看清楚它。才会意识到自己对故乡究竟有多深的感情。离开它，故乡在你的心里才会变成一种思愁，永远不会老去。

离开它之后再回到它的怀抱里……如我，每次下了飞机，看到“南京”两个字都会停下脚步深深凝望，都会忍不住想要落泪。每次下了火车，闻到西安这个重工业城市当中特有的尘土味，竟然会深深地深呼吸，忽然间就意识到自己从小习惯的就是这个味道啊……才发觉我一直想要走开，逃离的故乡，其实一直装在我的内心深处，一个不为人知的小角落。陪我走过万水千山的球鞋底上，始终都沾有哪怕一粒故乡的泥土。而且，故乡也并没有离开我，我在远方很多年的岁月里，故乡是遥远地注视着我的，如同一个慈爱的长辈默默祝福着离开的孩子，以及，它心里很清楚我不会忘记，我始终将要归去。而它的这种深情，年少轻狂的我又怎么能明白呢?

孩子啊，等你长大就知道，离开它，回归它，你就会明白，“故乡”这个词，究竟有多么温暖。

No.6

节日，品尝热闹，体验孤独

如痴如醉的人群

那里没什么新鲜

时光不懂得寂寞

许多话不用再说

——姜昕《春天》

亲爱的宝贝：

在我给你写这封信的时候，其实已经是春天了。其实从冬天快结束的时候，就开始不断有很多节日，比如圣诞节，记得你外婆说过一句让人喷饭的话：“一个外国老汉的生日，有啥值得欢天喜地庆祝的？”嗯，可能在外国人看来，不过是月亮比较圆比较大的日子，有啥值得中国人拼命要赶回家团聚的？

而春天里的春节，那是我们中国人最重要的节日。孩子，节日这个东西，在你长大的每一年里都会经历。清明节的时候你要按照爸爸家族的传统回老家去扫墓；端午节、中秋节、重阳节无论如何一定要回家吃饭。春节过年更别提了，家里永远人满为患。我已经对你说过，你的爸爸有一个庞大的家族，大概你真的会花很久才能把那些人一一记住。而且，你爸爸曾经偷偷对我说过：有些七大姑八大姨连他都记不住，不知道谁是谁。所以，你将来无法把他们每个都分辨出来也是很正常的。

我现在真的无法判断你将来对待节日的态度。因为对于小孩子来说，节日一直意味着有新衣服穿、有压岁钱收、有好东西吃，但是这些都统统是属于我们那个年代的，而你们这一代的孩子，新衣服新玩具的吸引力实在是太有限了吧？说到这里我又不禁觉得你们这一代孩子实在有点可怜，当什么东西都太容易得到之后，宝贝，当你获得它的时候喜悦感就会冲淡很多很多。

不过，你也有专属自己的节日，儿童节喽。你会放假被允许不上课，你会有礼物收。你应该会喜欢这样一个节日吧？除非你和我小时候一样，憎恨六一儿童节学校的文艺表演，和所有的同学穿一样的衣服，脸蛋被老师化装得好似猴屁股……那对我简直是噩梦。

至于外国人的节日，我们现在也越来越喜欢，圣诞节当属第一。收礼物喽。我和你爸爸过的第一个圣诞节，我送了他一份礼物，他开心得像个小孩子一样，一个晚上都抱着那份礼物睡觉，半夜我曾经试图从他手里把礼物拿开，但是他抓得好紧啊。我想原因大概是因为那份礼物是我亲手完成的：一条围巾和一双手套。这种来自爱人亲手编织的礼物，因为稀少和珍贵，才会带给他如此大的喜悦吧，我想。所以，等你将来长大之后，妈妈或许不会在每个节日都给你准备特别的礼物，什么东西太多了，就失去了意义，变得不那么珍贵了。但是，你的生日，我们一定会送你礼物，那一天，是属于你一个人的节日，你来到这个世界上的纪念日。不过我也一定会在那一天，每年的那一天，送自己一份礼物，一定要比你的大，比你的炫，比你的好，因为那一天，是我最辛苦的日子。孩子的生日，就是母亲的受难日。你不会介意吧？

宝贝，节日对于我来说，其实是非常无聊而且辛苦的，尤其是一些传统节日，简直烦透了。这依旧是童年不愉快经历的后遗症。需要团聚的日子，我的家总是冷冷清清的，或者是无休止的争吵——因为节日时候放假，父母在一起的时间多了，矛盾自然就越来越多。记得自己小时候曾经在生日的时候许愿说：希望所有的节日都可以消失。或者是在节日这一天，那些大人统统消失！当然我的愿望从来也没有实现过，于是在充满对节日的憎恨之中，我渐渐长大了，大到有能力在节日的时候躲起来，避开那些我不想见到的人。

在南京工作的那些年，每个节日，我总会替想要回家的同事承担他们的工作。试过春节从年三十晚上一直到初七，每天在直播室里值班超过十个小时。孤单吗？有一点，但比起混在一大群人中，我更愿意选择这份清静。

去超市买东西的时候，发现每个人的手推车里都是各种各样的节日礼品，而我的篮子里只有速食面和饼干。勇敢承受这份心理上的落差感，对于一个年轻的女子来说，其实并不容易，但什么事情都是这样，时间久了就习惯了。

所以后来嫁给你爸爸，我真是用了好大的劲儿才逐渐适应节日，或者说我现在依旧在适应中。但是也就是因为有了自己的小家庭之后，才有那么几个节日，对于我来说意味着快乐喜悦。比如你爸爸的生日，也是我们的结婚纪念日。比如情人节。孩子啊，在这两个节日里，很有可能将来我们会把你留在家里，跑出去过二人世界也说不定。你会吃醋嫉妒吗？如果会的话，想一想将来等你长大，用"我的节日"这样的理由丢下我们老两口跑出去和朋友们欢聚的时候，你就会觉得公平啦。

我想对于大多数的成年人来说，虽然如我这般反感节日的应该不会太多，但是也一定会有很多人觉得现在的节日真的是一件很辛苦的事情，需要应酬，需要喝酒，需要大鱼大肉让肠胃不适，需要忍受人声鼎沸的喧哗吵闹，还需要掏腰包——过年时候看到小朋友就好像看到刷卡机，多少年来我都有这样的感受，一直到想到你快要出生，哈哈哈，等你出生后也就开始轮到我也有“存款机”了。

所以，宝贝，在你真正长大成年之前，如果你喜欢节日，请你尽情去享受节日能够带给你的快乐开心。不仅仅是礼物所带来的喜悦，还有那种节日里的气氛，那种逐渐已经快要消失的节日传统习俗，在我看来才是最有节日乐趣的。

孩子，如果有机会，将来我会带你到一些还保留传统过节风俗的地方去看一看：社戏、踩高跷、点花灯……我不能保证你会喜欢，说不定你也会感到无聊和乏味，但是什么事情，如果能有体验一下的机会，总是好的。

就如同我，体验过节日的孤独和凄冷，也知道热闹的节日是什么滋味。宝贝，等你长大就知道，在人际关系越来越冷漠的年代里，节日也可以用来联系久违疏忽的朋友们。又或者你会和我一样，觉得哪怕是普通的一天，只要一家人平安快乐健康地围在一起，那就是节日，而不需要等到特定的那一天。

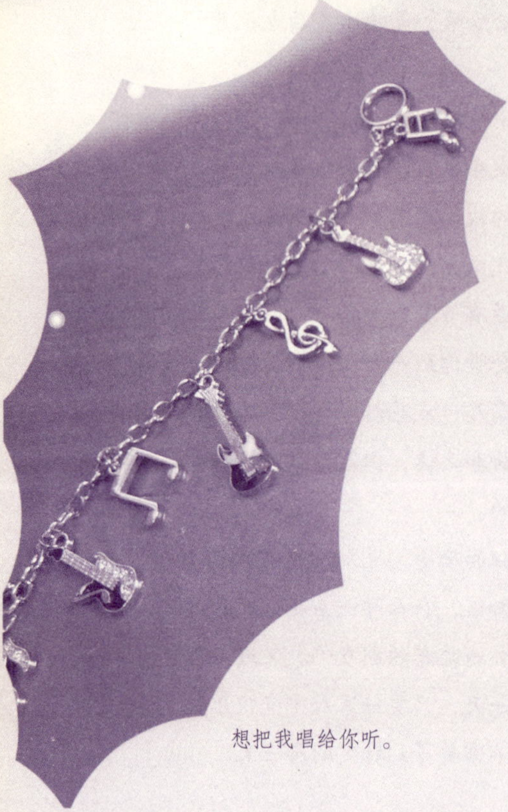

想把我唱给你听。

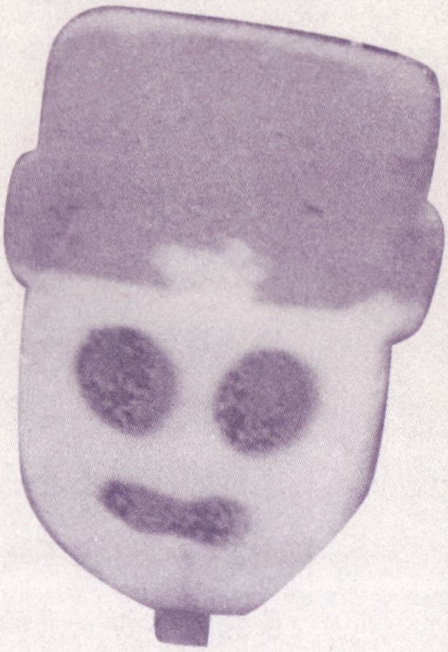

这个雪糕的名字俗称“娃娃头”，可是我觉得它很像卓别林大师呢……

没有年龄分别的孩子气

这个音乐的小手链，是妈妈自己亲手DIY完成的，依旧是我喜欢的琴、吉他、音符。而右边的雪糕也是妈妈曾经的最爱，不知道等你长大了会不会只能看见照片而再也尝不到这个美味了。这些看似不经意又毫无关联的东西其实代表着我童年最单纯的快乐和最初梦想停靠的地方啊。

第四个月

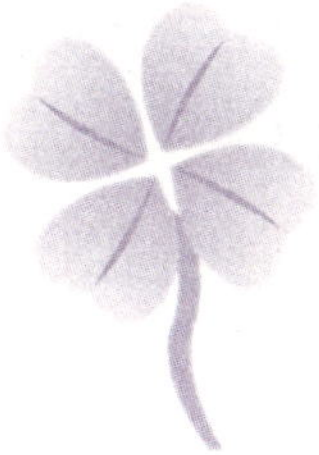

如果在怀孕之前就有游泳的习惯，那么从这个月开始，恢复游泳，对自己和未来的生产都会有很大的帮助。说一个小小题外话，有个朋友在怀孕期间一直坚持游泳，她的宝宝出生之后，特别喜欢游水和洗澡，是那种一声不吭的喜欢。

从这一个月开始，已经算是进入孕中期了。恭喜我们这些准妈妈啦。这将是十月怀胎中，最舒服的一段日子。所以，我对自己说：请放下内心的焦虑不安和烦躁，好好享受这段日子。

我的孕中期在夏天，6月的广州。如果听从医生的安排每天散步实在是一件很痛苦的事情，因为太热了。但是这个时候的孕妇，是应该开始加强一些运动了。所有的医生都会这么告诉准妈妈，不散步，就爬楼梯吧。

但是我，选择了一项另外的运动：游泳。并且一直坚持到九个半月。如果不是遇到一个老古板医生，那么对方大概也会告诉准妈妈，游泳是对孕妇非常好的运动。当然前提条件是一定要会游泳才成。不是那种带着游泳圈在水里玩的游泳。

四到五个月的这段时间里，肚子已经渐渐开始觉得有点沉重了。而如果人是身在水里，就会觉得身体变得非常轻。这大概就是胖人浮力会比较大吧，哈哈。在孕妇商品店里，也可以找到专门的孕妇泳衣，可以一直穿到孕晚期。

如果在怀孕之前就有游泳的习惯，那么从这个月开始，恢复游泳，对自己和未来的生产都会有很大的帮助。说一个小小题外话，有个朋友在怀孕期间一直坚持游泳，她的宝宝出生之后，特别喜欢游水和洗澡，是那种一声不吭的喜欢。连月嫂都啧啧称奇。但是这也不能肯定说这和一直游泳有直接的关系，只是我听了之后唯心论地认为：肚子里的宝宝，从一开始就习惯了水的存在。而且游泳也没有散步那么累。游完之后洗个澡，会感觉放松很多。很多准妈妈在怀孕期间会失眠，如果能坚持每天，或者一周游两到三次，对睡眠也会有帮助的。

当然我想很多妈妈首先会担心，游泳池的水是不是干净。这一点我个人觉得也不必太紧张，只要你不是呛水，不是喝了大量游泳池的水，应该不会有太大问题。想一想，水从阴部进入子宫的可能性到底有多少啊？如果你不相信我的话，请去问问医生看。当然为了保险，在游泳结束后使用一些清洁的东西，比如刚刚说过的女性清洗液。还有就是尽可能选择自己小区里，社区比较干净的游泳池，如果有条件，去酒店的游泳池也比较好。但是那些温泉泳池，因为水温都比较高，不建议孕妇去，会比较容易引起眩晕。

另外一个担心，在陆地上，四五个月的身孕已经很容易看出来了，但是当下到水里，就很难被发现是一个孕妇了。所以，选择去游泳的时间，尽量是人少的。另外，游泳眼镜可以让你及时发现对面有没有人。游泳这件事对于孕妇来说，最大的危险就是要防止在水下被人踢到。这很关键。所以，选择游泳的地方就显得格外重要。

说到这里顺便“臭屁”一下，当我怀着身孕在水里游了十个来回，上岸之后，周围所有的人都对我行注目礼，一直到开始进行产后恢复，继续去游泳的时候，还是会有很多人认出我。

我想，这大概也是“80后”妈妈的一个特质。想想看，我们上一代的母亲，有多少人会在怀孕的时候去游泳？当然那个时候她们也应该有自己的运动方式吧？

记得《性与都市》里的夏绿尔，因为怀孕担心流产，停掉了自己一直喜欢的跑步运动，最后在医生劝说下小心翼翼地重新开始跑步。请千万别以为这仅仅是电视剧里虚构的情节，如果在怀孕之前真的习惯了一项运动，只要不是极端剧烈的，那么，开始恢复吧。这对准妈妈的身心都会有好处。

在怀孕的第四个月里，有一件事，几乎是孕妇的“里程碑”。那就是“胎动”。我永远也不会忘记，在2008年6月4日的凌晨，还在看书的我，感觉到肚子里有什么东西微微动了一下。很轻，再仔细留意又没有了。刚开始还以为是肠胃蠕动，所以也没留意。大概过了十几分钟，肚子又动了一下，这次的感觉更加明显和强烈了，而且可以意识到，不是肠胃蠕动，就好像是肚子里有一条小鱼在吐泡泡。我相信所有的妈妈在怀孕到了这个月的时候，都已经在期待这一天的到来。你会忽然间意识到：肚子里那个小家伙在和你打招呼，你会想象TA在你肚子里的举动，伸胳膊踢腿或者是翻身。其实有的妈妈在三个半月的时候就已经能明显感觉到了，最迟也会在五个月的时候感受到“胎动”的存在。

从这种感觉出现的第一天到以后的每一天，只要你细心留意，你都会感觉到这个小家伙在你肚子里的运动，并且会越来越强烈。亲爱的准妈妈们，好好享受这样的时刻，因为这种感受是世界上独一无二的，因为TA是在你的肚子里，只有你们两个人会尝到这种滋味。在开始的时候，你可以把手轻轻放在肚子上，感觉TA并不规律的胎动，而随着时间的推移，这种感觉就会越来越明显，而并不是书上说的，只有在晚上才能感觉到。到了后期，就算不用抚摸，隔着衣服，只要注视你的肚子，你就能看到这个小家伙在里面的动静，有时候真是很大的动静啊，会把你的肚子打成方形甚至是多边形，在最后的几周里，你甚至可以摸到TA的小手或者是小脚，这太有趣了，无法用语言来形容了。

在这个时候，你大概可以开始考虑给你的宝贝进行胎教了。说起来，我真的是一个懒妈妈，有很多妈妈甚至是从开始怀孕的时候就和肚子里的小宝宝说话，而我，要等到真正在身体上感觉到TA的存在才开始进行胎教，这也是因人而异的。

而大部分的孕妇书上，也都说明了要进行胎教的问题。我只说说自己的感受吧。我没有按照书上说的，经常给宝宝听一些古典音乐，比如肖邦、莫扎特等等。大部分的时候，我给肚子里的宝宝听我喜欢的音乐，流行歌曲，并且跟着哼唱，包括算是摇滚歌手的许巍，因为他是我最爱的歌手。我总以为，当听到自己喜欢的音乐变得心情舒畅的时候，肚子里的小宝宝也才会快乐。而如果你本人都是一个对古典音乐完全不感兴趣的人，一听就想睡觉，那么又何必勉强肚子里那个呢？

还有，因为是佛教徒的缘故，我在大部分的时候，会选择一些唱经的音乐给TA听。据说听唱经音乐的宝宝生下来之后会比较乖，没那么闹。这个问题究竟有多少科学依据我也无法确认，不过要强调的是，我的孩子在出生后，确实很乖。家里请来了有经验的月嫂说，在她带过的婴儿里，我的宝贝算是脾气非常好的。这个好脾气，究竟和我在孕期坚持给她听唱经到底有多大的关系，恐怕不能下定论，所以只是给各位作参考。

四个月之后，相信准妈妈们的胃口都应该变得不错了。所以至于吃什么有营养的东西，大概书上或者家里人都会为你安排得很合理。这个时候也许医生也应该让你补充一些维生素，以及少吃多餐。因为子宫的扩大，有时候吃完饭就会觉得胃部很难受，顶得要命，所以每次少吃点，吃的次数多一点，也是很科学的。如果你吃不太多主食，那么水果是最好的选择，猕猴桃、橙子、苹果、哈密瓜都可以。尤其是猕猴桃，维生素之王，可以缓解孕妇经常会出现的便秘问题。另外在下午的时候，喝上一杯豆浆，吃一块芝士蛋糕，补充了营养不说，甜食会带来的好心情，也是孕妇需要的。另外建议选择“黑豆浆”，比较暖，相对“白豆浆”更适合孕妇，不过这也是个人意见。

其实，我还想说的是传统意义上，禁止孕妇吃的东西。比如：辣椒、冷饮。

我相信，很多四川、湖南一带的孕妇在怀孕期间，要戒掉辣椒恐怕非常艰难吧？而作为一个从小嗜辣如命的陕西人，让我一点辣椒都不吃，实在是非常难过的。所以说，适当地吃些辣椒根本不会有太多问题。只要不要过量都是可以的。之所以不允许孕妇吃辣椒，是因为辣椒有刺激性，怕影响子宫收缩，引起流产。但是到第四个月进入第五个月之后，胎儿已经相对稳定很多了。只要你不是每顿都吃麻辣火锅，问题不大，相信我。而就算偶尔吃一顿麻辣火锅，也别有那么多的罪恶感。只要把蔬菜肉类涮熟了就成，就着老公的杯子喝上一口可乐也不是什么大不了的。你要相信，你吃下去的东西，并不是完全不经过任何的分解直接给你的宝贝儿吃到的。

至于雪糕，我得承认，我在孕中期的夏天，几乎是每天一根，偶尔热得受不了的下午，吃两根也是有的，只是别狼吞虎咽就好了。不会冻到肚子里的那个人的。老人家往往说，孕妇要忌生冷的东西，生的就别吃了确实不卫生，但是冷的，我个人觉得没那么可怕。甚至有的西医认为，雪糕里含有的糖粉以及奶制品，都还是有很多好处的啊。如果家里有老人，建议你躲起来偷偷吃。再次相信我吧，一根半根雪糕，不会让你的宝宝受到惊吓的。

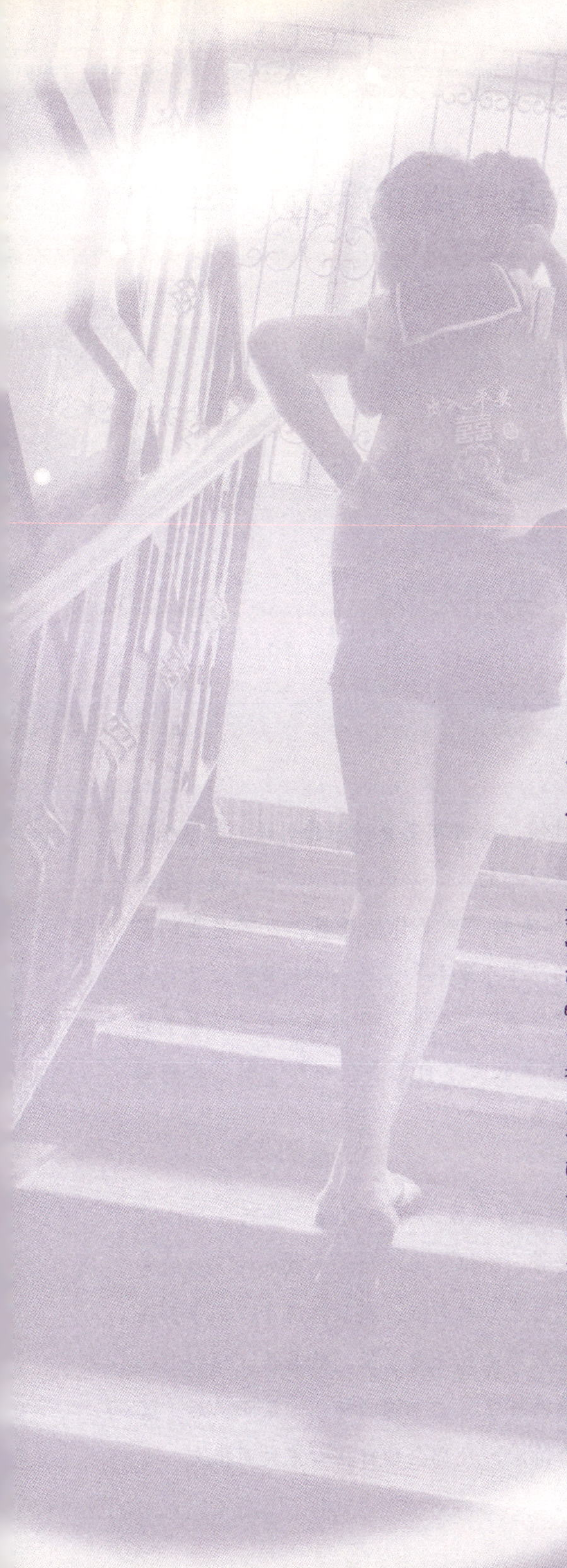

妈妈背着你拾级而上，一面希望你快快长大，一面又有点奢望这条路没有尽头。

剪影那么美，凝住眼泪才敢细看

保姆休息的时候，我要把你绑在身上腾出手来做家务，然后再哄你睡觉。有人说我的手臂看上去很僵硬，可是在镜头里却出乎意料地好看。我暗笑，其实是累得无法继续自由舒展了。说这话的人就是在咱们身后悄悄按下快门的你爸爸，他后来把这张照片放大摆放在自己的工作台上，他说这张照片的名字叫：“我生命中最爱的两个女人的瞬间。”可是女儿，纵使我都把你绑在身上紧紧的，还是担心地要托住你，也许托住的不是你，是一生一世的放不下的心……我们这样一步一步可以走多远呢？孩子，总有一天，你会挣脱我的“捆绑”，我也必须让你去上自己的“台阶”。可是这个背你爸爸长大的古老背带，将来等我当了外婆，我还打算用她来背你的孩子，这样的愿望，你会觉得腐朽不堪吗？会实现吗？

No.7 不按常理出牌的我的“半个爸爸”

后来我才明白安静就是力量

因为你一直是我的靠山

就算引来整个世界目光

在我的心中你还依然是我所依靠的地方

——江美琪《父亲你是安静的》

亲爱的宝贝：

等你学会说话的时候，应该首先会叫爸爸妈妈。所以除了我，爸爸是你生命中最熟悉的人。“爸爸”这个词，是你最常用的。但是我要写给你看的，不是你的爸爸，也不是我的爸爸。准确地说，是我的“半个爸爸”，你爸爸的爸爸，你的爷爷。但之所以我不用“爷爷”做题目，是因为他作为你爷爷的那部分他，我想等你将来长大了自己去认识和了解。我想写的，是我看到的这个老头儿。

没错，我已经有接近十年没有开口叫过“爸爸”这个词了。一直到嫁给你的爸爸。所以，他的爸爸也就成为了我的爸爸。第一次开口叫他“爸爸”的时候，我紧张得手心似乎都在滴水。更好笑的是，他仿佛比我还要紧张，低着头“嗯嗯嗯”几声，拼命用他手里的酒杯碰我手里的酒杯，一饮而尽后，落荒而逃。每次想起这个情景，我都会独自在心里大笑很久。

而他给我的第一印象是一个不按照常理出牌的人。那时候他还不是我的爸爸，那次我们匆匆见面，说了不到十句话，我送了自己的第一本长篇小说给他。在此之前我在心里设想过无数次见面的场景，演练过无数个他可能会问到的问题，结果万万没想到他对我说的第一句话竟然是："你写的小说是都市题材还是农村题材？"……如果不是坐在椅子上，估计我马上就会瘫倒在地。

他给我的第二印象是：酒量惊人。白酒是用碗喝的。喝完之后扣在脑袋上当帽子。如果给他用小酒杯，他就会顺着嘴角喝掉，让周围所有的人啧啧称奇。当然，他喝高兴了之后就会变魔术，悄悄地告诉你，那些魔术我已经看得会背了，可见他多么爱喝酒。还有喝了酒唱歌，永远是那一首《小草》，但是却唱得很动情，声音洪亮，总是会赢得阵阵掌声。是的，他是一个爱热闹，永远是众人瞩目的焦点人物，不仅仅是因为他在社会上很有地位，不仅仅是因为他曾经身居要职，而是，他是我见过的很少有的，可爱的老顽童。只有可爱的老顽童因为自己皮肤黑才会说出"我是非洲的小白脸"这样的话，只有调皮的老顽童只承认自己的年龄是"34.5公岁"。

但是，在他成为我"半个爸爸"的日子里，我又慢慢感觉到，他有他的内敛、低调，甚至是害羞。因为你出生之后的第一个月，并不是在广州，所以他每天都打电话来问你好不好，乖不乖，什么时候回来。在得知你要回来的时候，他推掉了所有的应酬事务甚至是工作，提前从外地赶回家等待你这个宝贝的归来。当我们从车上下来，就看见一个穿着睡衣拖鞋，站在黑暗的大门口背着手溜达来溜达去的身影。那种样子，是我第一次见到。

从来，都只看到别人见到他时候的紧张，可是他第一次见到你，那种紧张啊，开玩笑说，我用鼻子都能闻到。到家之后，他不敢抱你，当其他人都在围着你时，他躲在沙发的角落里看报纸，我却捕捉到他从眼镜后面抬着眼皮悄悄注视你，如果发现有人看他，就马上又埋头到报纸堆里。一直到我们离开，他都不敢上前来抱抱你，逗逗你。可是在你回来的前一晚，他借着酒意给我打了一次又一次电话，翻来覆去只重复一句话："你告诉宝宝，爷爷好想好想好想宝贝，爷爷好骄傲好自豪好开心。"而我知道，他表达出来的高兴，远不及他内心1/10的喜悦。这，就是他表达爱意的方式。

他和你的爸爸，有时候会因为一些小事争吵，有时候会发脾气在电话里骂你爸爸。有一次，你爸爸真的被他骂生气了，挂了他的电话，他也觉得教训得有点重，先让你奶奶打来试探一下你爸爸的情绪，然后又夺过电话再半训半哄地说了几句。再过了十分钟，又打电话来，东拉西扯一些无关紧要的事情。挂了电话，我和你爸爸都明白，他是要一次次确认，儿子没有再生他的气了。这，就是他道歉的方式。

而这个爸爸对我，始终是淡淡的。没有太多话，可是他会在外人面前夸我听话、懂事，又有文采，于是人人都知道他有个称心如意的儿媳妇，尽管私下里，我总是戏谑地称他"胖老头儿"。他也很少过问我的生活，我的工作，但是他总会时不时让他儿子带东西给我，从补品到护肤品到手机到相机到衣服到首饰到书籍无所不有，连自己阳台上种的新鲜蔬菜都会特意留给我。他知道我信佛，于是一切有关佛教的字画、经书、护身符等等都会特意留给我。

所有的一切，都是不动声色的，有时甚至是有点刻意回避的，在我的理解里，也许是他担心从小缺乏父爱的我，会不习惯接受这"半个爸爸"角色的呵护。其实，他是错的。他不知道，正是他默默所做的一切，弥补了我童年一部分缺失的父爱，虽然这种弥补的确很有限，但是已经足够温暖我那一颗已经有些冰冷的心。

这个爸爸，已经是接近古来稀的年纪了，但是他的热心，促使他依旧在帮助更多需要帮助的人，所以我的宝贝，将来等你长大就会知道，你的爷爷，我的这“半个爸爸”，是一个深得民心的老人家，是称职的一家之主和一家之柱。所谓受人“爱戴”和“敬重”这些词汇，他是当之无愧的，尽管他需要的从来也不是这些，他盼望的，不过是家和万事兴。和所有的爸爸、爷爷们希望的一样。

宝贝啊，还有一件小事你一定要记住，长大了之后自己观察看看：这个“胖老头儿”无论天气有多冷，回家之后的第一件事就是脱掉鞋子和袜子，在冰冷的地板砖上走来走去。这是为什么呢？让妈妈卖个关子吧，还是等你长大了，让他自己告诉你吧。

No.9

外婆疼爱你，是因为她更加疼爱我

外婆露出了笑容说她以我为荣

浅浅的笑容

就让我感到比得奖它还要光荣

——周杰伦《外婆》

亲爱的宝贝：

我们每个人，可以没有兄弟姐妹叔叔阿姨，甚至没有恋人朋友老公老婆，哪怕没有爸爸，但是我们每个人都有妈妈。你有我，我也有妈妈——你的外婆。

差不多从我开始写作，就曾经花过不少笔墨来记录我的妈妈。但是至今为止，没有任何一篇是自己满意的，大概是因为最亲的人，往往不知道该从何处下手。但是我很希望你能多少了解一点外婆，因为可以肯定，你认识的她和我认识的她，虽然是同一个人，但是她对待我和你的态度，完全是两个人。

你的外婆，是一个小有才华的女人。她爱读书，也爱“爱读书”的人。虽然她读的书在我的阅读习惯里，实在是没什么养分的。还有让我深深遗憾的是，她居然说“看不懂我写的书”。

你的外婆，是一个脾气很坏又很好的人。很矛盾对吗？她在外人眼里，是公认的好脾气。可是对我，几乎有25年都是坏脾气，让我绝望的坏脾气。当然责任不能全怪她，试想一个职业女性独立抚养一个顽劣不堪的孩子，是多么费心劳神的事情啊。虽然有时候我真的……真的……怨恨过她。

讲一个妈妈小时候的故事给你听：因为童年我的顽劣，她经常揍得我鼻青脸肿，而我的反抗方式，是在一个生字本上写满了她的名字，每个名字后面都有一个词："王八蛋"。那是当时的我认为最恶毒的词汇了。然后把这个本子压在自己的枕头下面，每挨一顿打我就写上几页，以此作为发泄。结果她帮我换床单的时候发现了这个本子。可以想象到，她是多么的伤心啊。当时她哭着说："我一个人辛苦赚钱供你读书，你现在字写得很漂亮了，但是你写的是你妈是王八蛋……"

宝贝啊，在今天想来，虽然她对我的教育方式一直简单粗暴，但是我的做法实在太让她心寒了，因为此刻我的身体里有了你，试想一下如果有一天，是你这么对待我，我恐怕会难过得哭死过去。但我和她不同的是，我一定会反省，我究竟做了什么，会令到自己的孩子如此恨我。所以，从她身上，我学到的最有用的东西，大概就是在未来对待你的问题上，和你的交流相处，以及教育方式。不开玩笑地说，用你外婆教育我的方法作为反面教材，我就是一个比较成功的妈妈了。

说这样的话，外婆看见了，一定又会伤心起来。但是她也曾经亲口对我说过："我不是一个好妈妈。"可是，她一个人含辛茹苦把我抚养成人，光是供我吃饭穿衣、读书学习，就已经耗费了太多精力了，况且少年的我实在是少见的顽劣不羁，所以也很难责怪她完全忽略了我的心灵成长也需要关怀。这，也直接导致一直到今日，我和她之间还是有很多的隔膜和问题存在。有些事情，并不会随着时间的流失而淡忘，有些记忆，在夜深人静时回想起来，我的心中依然有很多怨恨，我想，大概会伴随我一生。尽管我希望所有人相信：这不是我的本意。我愿意忘记，但是记忆却选择跟随着我，甚至是不放过我。

但，我依然爱她，除了你之外，她是我在这个世界上最爱的女人，永远都是。所以我希望将来，你也会如我爱她一样爱我，也如我爱她一样爱她，你会的，对吗？

我的宝贝，你的外婆将会随着你的长大而渐渐衰老，终有一天，我会失去她，就如有一天，你也会失去我一样。但是在这失去的过程里，我和她，你和我，都一样还会无休止发生争执吵闹等亲人之间一定会有的悲欢离合。

小的时候，我曾经以拥有一个“知书达理”的妈妈而深深骄傲过。一段时间里，她就是我最初的偶像。但是随着年龄的增长，她做过很多让我失望的事情，诚然有很多事很多话她也是无意的。但是我永远记得，孩子的第一个老师就是妈妈，所以我会努力做好你的，第一个老师。我希望你也会以我为骄傲，将来等你长大了，很自豪地告诉你周围的别人：我的妈妈是我的偶像。

而这种偶像的原因，并不是因为我是一个作家，或者是有多少名气，多么漂亮，多大产业等等，而仅仅只是因为：你认为我是一个好妈妈，称职的好妈妈，那将是我这一生最大的成绩。

亲爱的宝贝，等你长大就知道，妈妈身上也有外婆的影子，而没有外婆也不会有我，就更不会有你了。所以，我期待你的降临，可以成为我和我的妈妈之间的桥梁，也许她会把没有给予我的呵护和体贴，弥补在你的身上。等你长大了就知道，有的时候外婆疼爱你，是因为她更加疼爱我。

No.9 外公很近，却离我们很远

为什么我爸爸那么凶

如果真的我有一双翅膀二双翅膀

随时出发偷偷出发我一定带我妈走

——周杰伦《爸，我回来了》

亲爱的宝贝：

连着好几天，我都梦见了你的外公，我的父亲。梦中的他永远没有表情，冷冷地看着我。即使在梦中，他也从来没有对我说过半句道歉的话，永远是沉默不语。尽管许多年来，他做错过太多太多事情，但是仔细想想也对，这个世界上，本来就是有很多事情即使是做错了，也未必拥有道歉的机会。或许他真的也是这样想的呢。

亲爱的宝贝，我从来没有见过自己的外公，即使在梦里也没有。因为在我还没有出生的时候，他就已经去世了。我只是在照片里见到过他和蔼的笑容，在你外婆那里听说过，他出殡的时候，相亲们送的花圈摆了十几里地。对了，我的外公好像是一个教书先生。

而你的外公，一直到今天，我都坚持认为他是我认识的人里，最有学识和才华的一个。他的口袋里常年装有一本字典，无论多么偏僻的汉字、典故他都能轻而易举说出来历、出处，以及详细的解释。他懂得针灸，会读日语和俄语。烧一手酒店大厨的好菜。小时候他给我买的课外书不是人人都读的唐诗宋词，而是一本很讲究的很深奥的象棋口诀。

印象很深的是，他对人发脾气说："如果你惹急了我，咱们就红刀子进白刀子出。"当时我很小，被这样的话吓坏了。许多年后才知道，连这样骂人的对白都出自著名的《红楼梦》。宝贝，我也许不应该告诉你，他发脾气的对象，是你的外婆，我的妈妈。

差不多快十年的时间，我没有和他有任何交集。包括我离开故土远走他乡，以及后来结婚嫁人，甚至孕育你，也许在他是一无所知的吧？这种遗憾，对于我来说，不能用"多"或"少"来形容，也完全无法用另外任何的事物去弥补，这种缺失，是终生无法医治的一种残疾。

宝贝，你在妈妈身体里的时候，我就曾经暗暗起誓，要给你尽量完整的家庭生活，但是你注定会比别的孩子少一个人的疼惜，那个人就是外公。这是妈妈也无能无力的。我希望你可以原谅我，以及他。我甚至会幻想，将来有一天，你问到关于外公的种种，我要如何回答你，让你知道，也许外公不是不疼你，只是……只是……只是大概这真的是一种无法弥补的东西吧。就好像妈妈我，也从来不知道，外公的怀抱，究竟是怎样的一种宽厚。

也许妈妈这一生，都不再会获得填补这一种缺失的爱的机会了。但是我依然不愿意你心里有哪怕一丝关于这件事的疑问。我和你外公之间的悲欢离合，都不是可以用文字或者语言来形容给你听的，即使将来你死缠烂打追问，我也只会尽量轻描淡写那些已经过去很多年，但我从来也未曾能轻易释怀的纠结往事。但是我希望也但愿你相信的是，成人的世界里，哪怕是亲人之间，也需要讲究那种传说中虚无缥缈的“缘分”。所以我也只能很苍白地告诉你，我和我的外公，你和你的外公之间，缺少的，正是那一点点，永远也弥补不了的缘分，因为妈妈的内心里，实在已经没有了这个人的位置。说得残忍一点：我已经当他消失了。这十几年甚至几十年的纠葛，这些人生的不得已，但愿有一天，你会谅解妈妈，以及——你的外公。

亲爱的宝贝，等你长大就知道，没有了外公的爱，你也不会比别人缺少太多。即使你拥有外公的爱，你也还是会在别的方面，缺少其他。因为这就是人生。我的宝贝，我只是希望，将来有一天，你会去爱那些真正值得你爱的亲人，以及——不要学习我，始终不肯原谅那些不值得原谅的亲人，纵使他在你的生命中，一定必须存在过。你要学习释怀，放下，这样你的人生，不会像我这样辛苦，你的心，不会像我这样累和纠缠。

我的宝贝，等你长大就知道，“外公”这个词，从某种程度上，代表一种慈祥，却并不是人人都有机会获得的。如你，如我，如大千世界里的很多人。

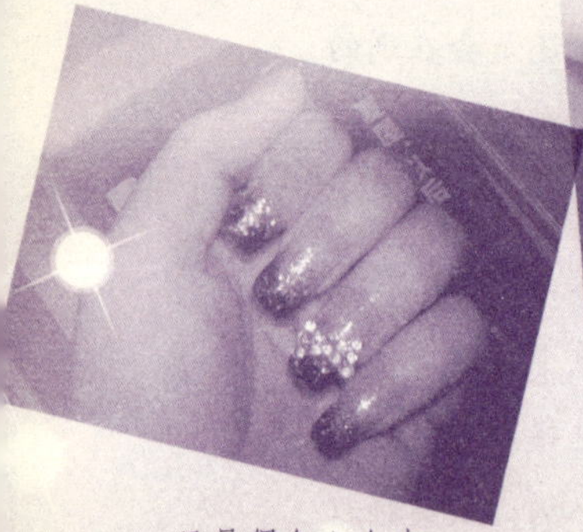

只是偶尔心血来潮的杰作。

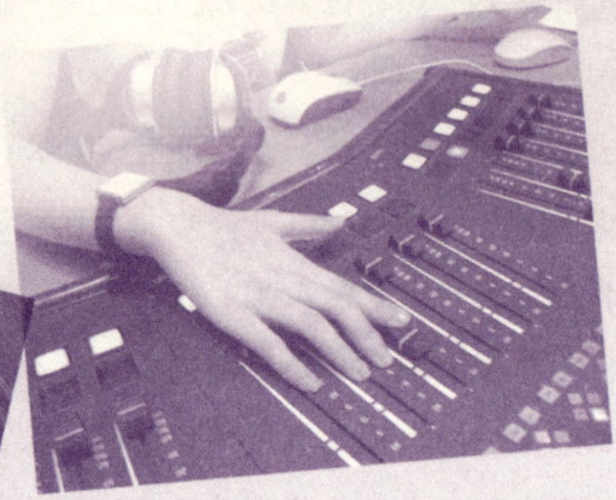

很多人说我可以去做手部模特。

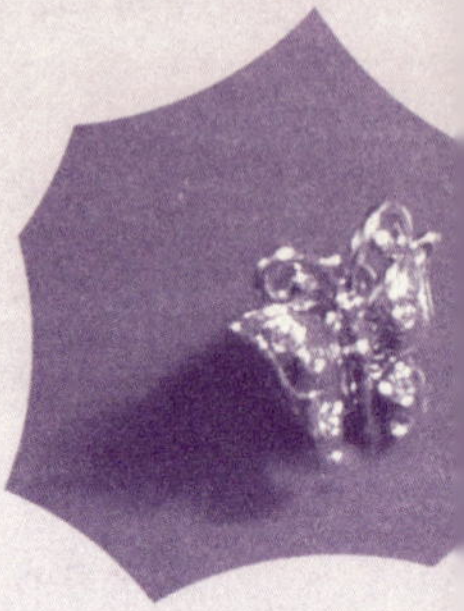

飞不过沧海的蝴蝶。

遇见世界上另一个自己

很长时间以来我都不无虔诚地相信，有一天我会和这个世界上的另一个我相遇，我和她将成为对方永远的乡愁。是的，完全一模一样的我，彼此心意相通，眉目传情，未语上联已答出下联，亦是花和花瓶，鱼和鱼缸，左手和右手的关系，那样的存在真实不虚，彼此不容分割的同时又无法替代。就这般冥冥中营造出一份安全感，稳妥而厚实，像祖母的樟木箱子，累积往事，甜蜜而哀伤，最关键的是充满了底气，似坚强的后盾来支撑着我迈步向前，尽量不会感到害怕。可是当看了《两生花》这部几乎所有文化人的必修电影之后，我又逐渐觉得即使永不相见又如何，有的人注定不会快乐，但不快乐也是一种真实的存在不是吗？可是只要你想到在同样的星空下一定还有另一个和你一模一样古怪的小孩儿，或者她是你身体里面遗失的一部分，你们隔空握手坦诚相待，电光火石间你才能得到完整。2007年春天出版的第一部长篇小说《礼物》里面的张文殊有一双好看又保养得当的手，离开南京之前我也拍过一组在夜间直播室里手的特写，几乎无人不晓“张文殊”，从来只涂透明色甲

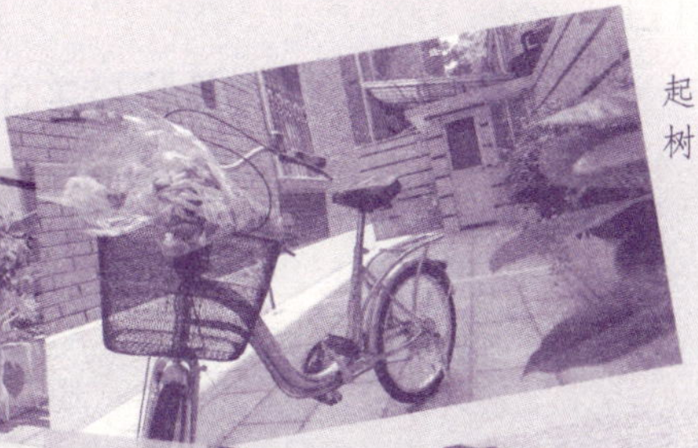

干妹妹给她起名叫“藤井树”。

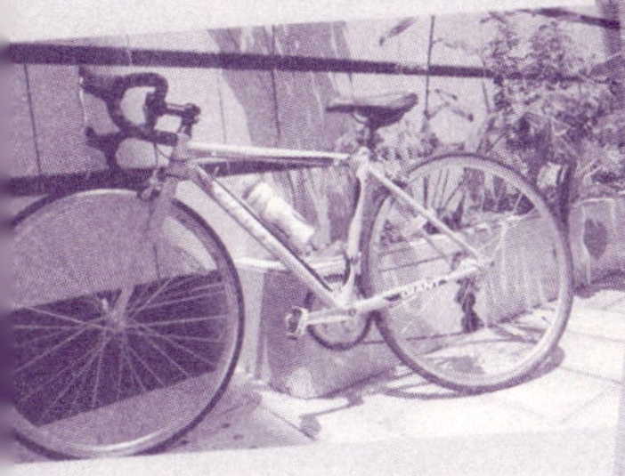

我叫她“七月”。我像风一样自由……

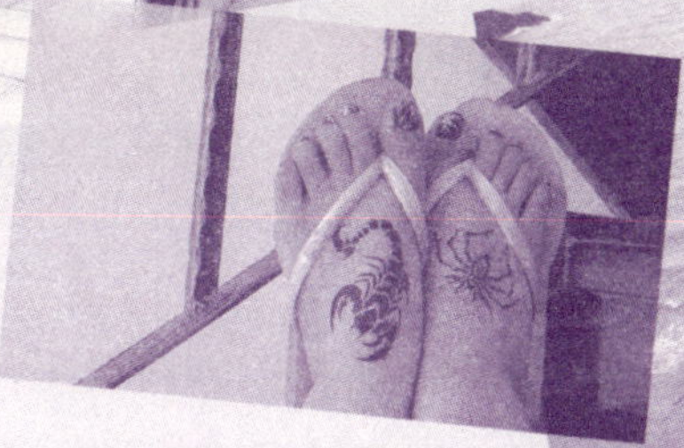

我真的觉得蜘蛛、蝎子和蝴蝶、花朵一样优雅美丽。

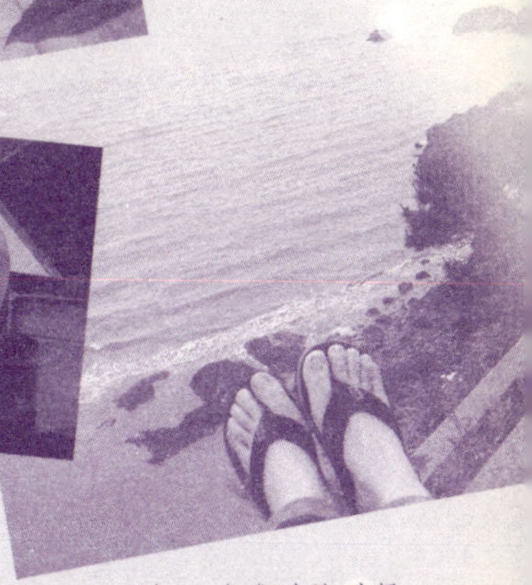

“每一次难过的时候，就独自看一看大海”。

油。事实也是如此，只有一次例外，2010年7月在广州，我复制了一辆和当年离开南京时无法带走的山地车相近的跑车，狂野而张扬，并给她取名为，“七月”。也是那天心血来潮，我除了定期去做手部保养，还选了有颜色的甲油做了彩绘，甚至在最后还精挑细选了一只金色的蝴蝶镶嵌在了左手的无名指上，她很像我收藏了很久的一只同样是蝴蝶形状的胸针，唯一的区别在于后者更像是前者的黑白底片。可知道，我在远方想送一只蝴蝶给你，她没有寄居地，只开放了单车上短短一路的时光，是呵，如你所料，这只美丽的蝴蝶也和所有的蝴蝶一样生命短暂而绚烂。因为回到家里，女儿“魔怪”一刻不能离手，怕弄伤孩子只有牺牲掉美丽，迅速洗了颜色还干脆把指甲剪到又平又秃。之后没有几天，我又为“七月”添了一个“妹妹”，还是一辆自行车，叫做“藤井树”，车如其名，文艺又内敛，我时常骑着她去购置那些花花草草。只有等到每天夜深人静的时候，舒舒服服地做完面膜，才会拿出3分钟来宠爱自己，用很短的时间去重温那个年少的天大地大任我横行的自己。比如在左脚和右脚上分别贴上假的纹身纸，有时是一只蝎子或者一只蜘蛛，类似这样既神秘又诡异的小生物，要知道我可是“恐怖片迷九段”啊。曾经我很喜欢的一张照片，是在玉环看海，不过不是我，而是我的双脚，没有纹身，很干净，也很自由，她似乎在和我或者我们说——来，让我带你，你们去看海。在每一个夜半不睡时，在每一个晨光未露中。

No.10

成为像奶奶那样的女人

无法可修饰的一对手

带出温暖永远在背后

总是啰嗦始终关注

不懂珍惜太内疚

——Beyond《真的爱你》

亲爱的宝贝：

等你将来长大就会知道，在这个世界上各种各样的人际关系当中，有一种最难相处的，就是婆媳关系。

在这件事情上，我实在是没有什么好的经验可以传授给你，仅仅是和你探讨一下吧，因为大概也许有一天，你也会成为这种关系当中的一员。嗯，先是儿媳，然后是婆婆。

中国那句古话，“媳妇熬成婆”，这一个“熬”字当中，不知道有多少稀奇古怪、鸡毛蒜皮的事情发生。

至今为止，我所能接触和认识到的婆媳关系，有两个。一个是我的妈妈和我的奶奶，她们俩是失败的例子。几十年来几乎没什么来往，到最后更是水火不相容，在我的父母分手之后，她们的婆媳关系也自动结束了。我想对她们两个人来说，都是一种解脱。

而当我有了自己的家庭之后，我也要面对这样一种崭新的人际关系：你的爸爸的妈妈，就是我的婆婆，你的爸爸的老婆——我，就是她的儿媳。我们虽然不需要朝夕相处，所以在很多事情上，是可以做到客客气气，互相关心的。我会定期打电话给她请安，生日节日的时候买些东西孝敬她。而她，自从我嫁过门之后，一直对我很好，这种好，有时候让我感觉是一种对待客人的周到和礼貌。当然，这也是可以理解的，对于刚刚成为他们家族的新成员的我来说，不是客人是什么啊？现在相处的时间久了，越来越多的接触机会，才会逐渐融入其中，这其实是一个适应的过程。甚至现在我会告诉很多人：我觉得自己在家庭生活中很幸运的地方，就是拥有一个非常通情达理，对我如同亲生女儿一般好的婆婆。

曾经有这样的说法，之所以婆媳关系是比较难以相处融洽的原因，是因为婆婆觉得，含辛茹苦养育大的儿子，自从娶了媳妇之后就渐渐和自己疏远了，觉得媳妇好像是自己和儿子之间的一个“第三者”。而媳妇会觉得，自己和丈夫才是真正的亲人，才是一个小家庭的主要成员，而婆婆有时候对这个家庭的一些意见和看法，就成了指手画脚的多余举动。往往婆媳关系的不和，大半都是一些鸡毛蒜皮的小事组成的。

很奇怪，如果是和自己的母亲发生争执，就算吵得天翻地覆，妈妈也还是妈妈，女儿也还是女儿，没几天时间自然会雨过天晴，所以有时候反而母女之间都是大大咧咧的，从来也不会特别在意说话的方式方法。但是婆婆和儿媳就不一样，别说剧烈的争吵了，就算是偶尔一句半句口角，都会留下裂痕，并且会被彼此长久地记住。尽管有时候婆婆和儿媳在对待对方的时候，都会格外小心客气，但是我真的很少听说过相处得如同母女关系一般融洽的婆媳二人。

坦白说，我一向都不是一个会讨老人家欢心的人。我甚至不会说一些老人家喜欢的甜言蜜语去哄哄他们。并且我的一些行为举止在老人家眼里，恐怕用“无药可救”来形容也不为过。比如，我从来不肯早睡，白天永远不肯起床，永远不按时吃饭，只有觉得饿了才想起来找东西吃。再比如，几乎完全不会应酬家里的七大姑八大姨，家庭聚会的时候能躲就躲，并且永远是迟到早退的那一个……

曾经有一个也是已婚的女友问过我：“你婆婆对你好吗？”我想了几秒钟回答说：“什么叫好呢？”说实话，只要不干涉我的生活方式，我就觉得是挺好的。当然，你的奶奶几乎从来也没有干涉过我什么。所以应该说：她是一个好婆婆。除了在你出生之后，她半哄半骗半强迫地要求我喝那些难以下咽的汤汤水水，里面都有一些黑糊糊面貌吓人的植物——据说那些东西会增加奶水的分泌。可是让她老人家失望的是，在你满月的时候我就停止给你喂养母乳了，因为在我的观点里，吃奶粉也没有什么大不了的。再比如，老规矩说坐月子的时候产妇是不能洗头的，不然老了会得头风病。可是，可是，可是……一个月不洗头，做不到唉！尽管我已经三番五次恳求过婆婆让我洗头，但是她的态度依然很坚决。那么好吧，当她不在家的时候，妈妈我只有偷偷洗了。因为，我完全不相信这种老规矩，但是我也不想因为这个事情惹她生气，说到底，她的观点还是为我好来着。

尽管就是这样彼此的“连哄带骗”，但是在具体的生活琐事中，时不时还是会有一些小事让我们俩彼此心里感到丝丝不悦。坦率地说，我认为在大部分“80后”妈妈的心里，可能都对婆婆这个人，多少是有点抵触情绪的，虽然口口声声也是叫妈妈的，但是那怎么能真的和妈妈相比呢？这大概也是很多人心里一个不敢承认的真相。而当婆媳两个人真的逐渐相处，发现对方身上的优点，发现其实彼此的目的都是为了家庭和睦，都是为了那个共同爱的男人好的时候，我相信，婆媳关系并不像传说中的那么可怕。

而从另外一个方面来看，有时候在真的觉得婆婆很啰嗦，管得太多太宽时，我会用这样的话来安慰自己：她也是十月怀胎，含辛茹苦养大了自己的儿子，然后我“不劳而获”拥有了一个好丈夫，嗯？我难道不是应该非常感激她，几十年来替我培养了一个好丈夫啊……哈哈哈，这样想一想，心里好受很多。不知道，婆婆在觉得儿媳妇不听话，难以管教驯服的时候，是不是也会想，人家妈妈也是十月怀胎含辛茹苦养育大了一个女儿，嫁到我们家来，以后未来的岁月里，替我照顾自己的儿子，生儿育女操持家务，算了算了，我也不和小辈计较太多了……

嘿，我可以这样想吗？我的婆婆也会这样想吗？

其实在婆媳关系这个问题上，我实在是一个新手。不过有关这种关系，我看过两个比较有意思的说法。其中一个是说：“女儿永远是你的女儿，儿子也是你的儿子，直到他娶了老婆。”还有一种说法是：“每个妈妈都说我家有个好女儿，但每个婆婆都说我家有个坏儿媳，那么请问，那些好女儿都嫁到什么地方去啦？”

亲爱的宝贝，当我嫁给你爸爸之后，曾经有很长一段时间不能适应我的婆媳关系，每每和婆婆相处的时候，总是低着头苦苦思索，找不到可以开口搭讪的那一句话。那时候你爸爸安慰我说是因为语言的障碍，我的妈妈则一直鼓励我说，等你出世了，你就会成为我和婆婆之间的一条纽带。而现在看起来，他们都是对的。当我渐渐能听懂大部分广东话的时候，和婆婆的对话也逐渐多了一些，在有了你的这些日子里，我也确实能感受到来自婆婆真心真意的关怀。

我一直记得，次次感冒咳嗽，给我端汤递药嘘寒问暖的，除了你爸爸，还有就是我那个不太会用语言表达自己感情的婆婆。用她给的一些稀奇古怪的花花草草煮了水洗澡，困扰我多日的感冒竟然真的神奇地痊愈了。我也一直记得，自己有习惯性便秘，婆婆总是亲手炒熟了芝麻送到家里来，告诉我每天吃一两勺，会对肠胃有好处。

还忘了告诉你，我和你的奶奶都是狮子座。你这个绝对相信星座学说的妈妈，坚持认为我和婆婆的性格里一定有些东西是类似的。亲爱的宝贝，等你长大你就会知道，有时候人和人的关系真的很微妙，尤其是婆媳关系，充满无法言说的细枝末节。让我再多多感受一些，以便将来可以传授一些相处之道给你吧。

还有，请你记住，你的奶奶是一个非常了不得的女人。她身上有很多几乎快要失传的品质。她的坚韧、宽容、大度和对待生命的豁达，都是我觉得自己需要用一辈子的时间去学习的。所以，我希望将来，自己能成为像她那样的一个女人，她是我的榜样，也一定会是你的。

（这本书出版之前，婆婆患了癌症晚期，做了手术之后正在接受化疗，非常辛苦。但是她依旧很乐观。掉头发很严重，就干脆自己主动去把头发剃光了，还笑嘻嘻地说夏天这样很凉快。我渐渐觉得，她最大的优点就是：从来都不愿意给任何人添任何麻烦。尽管有时候，大家是真心真意想对她好一点，再好一点的。当然，这也恐怕是因为很多老人家都是这样的习惯吧，生怕成为子女的负担。

在这里，借这篇文章。送上对婆婆的祝福。因为是佛教徒的缘故，我在寺庙里祈了愿，为她吃终年的长素，祈求她平安健康。）

No.11 亲戚只是生活的调味品

孔雀拥有最美丽的羽毛却摆脱不了最丑陋的爪子。

——电影《幻想之痛》

亲爱的宝贝：

你的爸爸拥有一个庞大的家族，因为他的爸爸有十个兄弟姐妹，这十个兄弟姐妹的孩子，也是你爸爸的兄弟姐妹，然后这些兄弟姐妹的孩子，从某种意义上说，也是你的兄弟姐妹。有一定血缘关系的，却又不完全是真正意义上的家人。至少在我的观点里，是这样的。

希望以上的话没有把你绕糊涂。他们是你的表哥堂哥表姐堂姐表弟堂弟表妹堂弟你的三姑六婆七大姑八大姨……如果你愿意，你可以和他们保持良好的关系，互相友爱，情同手足。如果你不愿意，你可以当他们不熟悉不喜欢，如果你都不愿意，你可以淡淡地表示客气，“你好我好大家好”，谈得来就多说几句，谈不来就微笑好了。如果你还不愿意，你可以不听以上我的任何一种建议，自己创造一套和这些被叫做“亲戚”的人的相处方式。

其实，妈妈的生活里也有这些人，我的妈妈的兄弟姐妹，和他们的孩子，都是我的亲戚。但是，妈妈的生活里又没有这些人，因为在和亲戚相处这件事情上，我选择了：大多数的时间里，当他们存在于我的生活之外。于是一直以来，我被他们认定是一个生性凉薄，没什么人情味儿的家伙。而我丝毫也不介意这样的评价，因为他们说的都是事实，在对待某些人某些事情上，我实在是一个薄情寡义的人。甚至并不因此而内疚多少。这，纯粹是我自己一个人的问题。

中国有一句古话是“有福同享有难同当”，有时候也可以是用来形容在亲戚们身上的，但是真是好抱歉，我的价值观是：“有福自享有难自当。”当然我要承认，这是妈妈单身时候的观点，不过现在也仅仅改变了一点点：就是除了我和你爸爸的这个家庭，门外的一切，都和我没有关系。即使我深爱着你的父亲，我也不是一个能完全做到“爱屋及乌”的人，我只能投入很少的爱去给他的爸爸妈妈、兄弟姐妹、亲朋好友，但因为你爸爸是我生命中最重要的人，所以我会尊重、友善地对待他生命中除了我之外，也对他重要的人。同理，我也只爱我的妈妈，很少能爱及她爱的任何人。

宝贝，你的爸爸曾经对我抱怨过：他是多么希望我能够将对他的爱和紧张，分一些给他的爸爸妈妈。而随着我渐渐融入你爸爸这个大家庭之后，我几十年来自己形成的独来独往的价值观在他的影响下，也慢慢有了一些改变，我已经在尽自己最大的努力，对你爸爸爱的人，好一些，再好一些。我要承认刚开始的时候是有一些生硬，但是人的感情都是互相的，当你对别人好的时候，对方一定会回报你，当你得到温暖的回报，你就会不由自主地再为他们做一些什么，慢慢地这就会成为习惯，习惯的力量是巨大的，慢慢地就会成为生活中的一部分，人生里的一部分。

宝贝，将来等你长大了，不知道你会怎样面对我所谓的这些亲戚，和怎样对待这些亲戚关系？其实我还应该说：我爱你。但是未来，我也未必会全身心爱你爱的人，你的朋友你的恋人等等。我的爱，是非常有限的，只能装下很少的人。有时候，想起自己这般冷血的性格，不是不自卑的。

不知道将来的你会不会继承我血液里与生俱来的一些冷漠细胞，当你的兄弟姐妹亲朋好友们需要帮助的时候，你会不会冷冷地说："这是你的事，请你自己想办法？"你会吗？如果会的话也没有关系，不过当有一天你也需要帮助的时候，请不要对他们开口，请你也自己想办法。女儿啊，我希望我的假设都是错的，都是不会发生的。

你可以不爱他们，但你应该尊重他们；你可以忽视他们，但不可以鄙视他们；你可以拥有自己的生活态度，但不可以质疑他们的生活方式。在对待亲戚的这个问题上，我希望你仅有一套做人原则：不要奢望和要求别人对你的态度和你对别人的态度不同。如果觉得没有给别人帮助是天经地义的事，就别认为人家不帮助自己是大逆不道。如果你不关心谁，那么如果对方也不关心你，我想那大概是一件很轻松的事情吧？因为如果被一个你都不关心的人关心着，多辛苦啊……

亲爱的孩子，其实关于亲戚这件事，关于兄弟姐妹之间的互相帮助，以及那种所谓的关爱，我想等你长大之后，你会比我有更深的了解和体会，会比我处理得更好。因为在这件事情的处理上，"80后"独生女的我，在外人看来其实是很失败的。可是外人的看法关我什么事呢？我认为，相比较有时候那种表面和谐，背后龌龊的亲戚关系，我更宁愿关起门来过自己的日子。

而你的爸爸，在对待亲戚这个问题上却和我有着天壤之别的观点。他友爱每一个人，在能力范围之内帮助他们，因为他一向懂得“施比受有福”的真谛。所以也许将来长大的你，会像他一样博爱。在这个问题上，我真心地希望你会完全继承他的观点和做法。但是无论将来的你怎样选择和对待，我想我们都会尊重你。

再做一点点的反省吧，我想之所以我在这个问题上的价值观是如此薄情寡义，是和我从小的经历有关，当我需要人帮助的时候，没有任何一个人伸出过援助之手。所以等我有了帮助别人的能力时，我只会记得那些有恩于我的人，或者更大程度上，我只愿意帮助我自己。这，是我不能回避的，自己身上的极端自私自利之心。

而你的爸爸，他从小生活在一个温暖的大家庭里，他的爸爸言传身教让他感受到帮助别人的乐趣，所以他有时候甚至会帮助一些，在我看来并不值得帮助的所谓一些人。

呵，我想和你谈的，本来仅仅是亲戚这件事，结果越说越远。孩子啊，等你长大就知道，亲戚有时候，不过是用来调节一下生活而已的，不必太当真。就是这样。

第五个月

我在这个月的时候，因为饮食无度，居然长了七公斤，就好像一个忽然吹起的气球。但做检查的时候才发现，宝宝依然均衡地在吸收营养，而所有吃下的东西都变成脂肪堆积在了我的身上。这实在是太让人沮丧的一件事了。

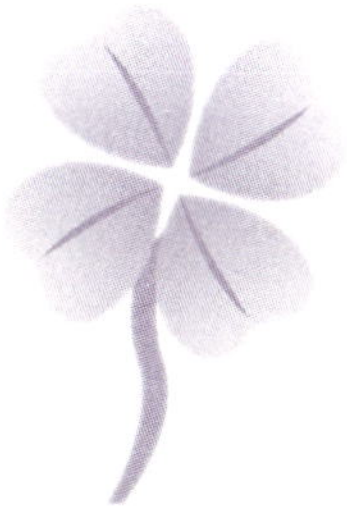

在怀孕到第五个月往第六个月里迈步时，如果天气、精力以及能力允许的话，我建议准妈妈们可以出门走走，去做一个短途的旅行。带着你肚子里的小宝宝，把一路上看到的风景，讲给肚子里的TA听。

再次“臭屁”一下：我在怀孕接近六个月的时候，还复习了两个星期的功课，然后独自坐飞机去南京参加考试，当然这纯粹是我自己活该：以前的功课要补考。但神奇的是，我之前考了三次都没有通过的考试，居然在这一次全部过关，虽然仅仅只有60分，但是我认为，这是肚子里的小宝宝给我的力量和好运。

在这个时候选择出门，是最安全可靠的。“妊娠反应”应该也不会太大了，而且，准妈妈的肚子使得周围的人很容易发现你是一个孕妇，于是就会享受到很多的特殊待遇，比如不需要排队等候，拥挤的街道或者购物中心会有人主动让你先行，在地铁、公交、火车、飞机上，一般情况下都会得到陌生人的照顾。就连打车很难的上下班高峰期，也会有许多司机主动礼貌地把车先停到你的面前，这样的待遇，准妈妈们啊，不用过期就作废了呀。

我在怀孕六个月和七个月的时候，出过两次远门，一次南京，一次海南。刚刚说过了，前者是考试，后者是因为生日去旅行。且不论我本身是一个旅行狂的缘故，我觉得孕中期的出游非常必要。对身心愉快太有帮助了。

如果你的丈夫可以陪同就最完美了，或者找个贴心的闺蜜一起，到你一直想去的地方玩上几天。要知道，等孩子出世之后，短期之内你再想旅行——别做梦啦。和老公去旅行的话，你们可以多一点时间聊天，不仅仅是探讨孩子的未来，当然这肯定是谈话中最主要的话题，但是如果你是一个比较浪漫的人，那么甜言蜜语趁着这个时候多说一点吧，等你们中间那个“第三者”降临之后，估计要找机会说说情话，还真是不容易呢。

在旅行地点的选择上，我推荐厦门、杭州、大理，有条件的话可以选择香港。前三个城市的风景都是比较好的，如果孕期也恰好在气温合适的时候那就再幸运不过了。但如果是在七八月份，最好就不要去太热的地方，因为室内外的温差比较大，容易感冒。最好避免。而大理的海拔其实并不高，不到两千米的地方不会有什么严重的反应，而那里一年四季如春，洱海的风景美得仿佛明信片。下午的时候坐在客栈里喝杯果汁，读一本喜欢的书，沿着青石板的街道散步，仿佛跌入了梦境。还可以在大理买一些手工扎染的纯棉质地的裙子，我建议孕妇最好穿得漂漂亮亮的，那样对心情真的有很大好处。怕不卫生的话，带回家洗一下就OK了。而香港，大家都知道其实是一个购物的天堂，之所以也把香港列入其中，是我很喜欢香港的一个叫做“荷花亲子中心”的购物地方。只销售宝宝和妈妈的用品，还真是那句话说的：“只有你想不到的，没有你买不到的。”如果去的话，可以适当购买一些内地不太好买的，或者价钱相差比较大的东西。而且香港也有一些风景很好的地方，比如赤柱、浅水湾的沙滩，都可以去走走，另外大屿山也值得去，我相信医生一定会告诉孕妇：孕中期多运动，尤其是爬楼梯有好处，那么大屿山要看到宝莲寺的佛像，要爬很多楼梯哦，不过，相当值得去。

我怀孕的夏天，香港刚好有一年一度的书展，我去听了很多讲座。一些名作家、名主持人的，受益匪浅，这也是很好的胎教。而香港的电影院上映的影片也比内地可选择的多许多。只要不是一些血腥暴力的，你都可以去看。别担心电影院的音响会对宝宝的听觉有坏的影响。你肚子里的那个小家伙，说不定会贴在你的肚皮上，仔细聆听外面的声音呢。而如果你想去看演唱会，那么我也建议选择一些温柔的，民谣、爵士都是好选择，当然我也尝试去听过交响乐，不过多半的时间我都是靠着老公的肩膀呼呼大睡的。但那些太吵闹的摇滚类的现场，就不要去了。

除了旅行之外，这个月应该已经开始在医生的指导下补充维生素和钙片之类的东西了。在饮食方面，几乎是吃什么吸收什么。我个人的经验是：甜食、主食和宵夜，爱美的“80后”妈妈们啊，如果你不想生完孩子之后进入一个“地狱式”的减肥过程的话，最好还是适可而止，千万切记。

一般情况下，孕妇每个月增长两公斤是非常合适正常的，可是我在这个月的时候，因为饮食无度，居然长了七公斤，就好像一个忽然吹起的气球。但做检查的时候才发现，宝宝依然均衡地在吸收营养，而所有吃下的东西都变成脂肪堆积在了我的身上。这实在是太让人沮丧的一件事了。所以，多喝点有营养的汤水，不要吃过多的淀粉类的东西，其实那只是会加重自己的负担，让肠胃和心脏都超负荷运转。水果确实很必要的。一定要记住。另外，垃圾食品吃得越少越好，薯条之类的，只会上火，没有好处。

也许在这个时候，照镜子会发现肚子上开始有了妊娠纹。或者更早期我就应该说到这个问题了。一般情况下，从四个月开始，准妈妈们就可以选择洗澡之后在肚皮以及屁股、大腿、腰部涂抹一些橄榄油，防止妊娠纹的产生。而且怀孕期间的人皮肤很容易干燥，橄榄油也可以缓解这个问题。

但市面上一些孕妇专用的所谓防止妊娠纹的按摩膏和按摩油，我个人觉得效果不大。因为我就是从三个月后开始涂抹的，也是“闺蜜妈妈”推荐的，因为她一直使用到最后，肚子上真的一点纹都没有，而我用掉了好几瓶也丝毫没有效果，肚子上的纹好像天上的云彩一样，到处都是。后来和更多的妈妈们交流了一下才发现，有的人就算是什么也不用，也不会长出妊娠纹，而有的人——就像我，想多少办法，该长还是照样长。有一种说法，这个是遗传决定的，有多少科学依据不得而知。所以我的建议是，橄榄油加上维生素油就可以了。不再推荐什么牌子了。

在这个月里，每天和肚子里的小家伙玩一会儿，说说话，唱唱歌给TA听。或者讲故事。自己若是有阅读习惯的话，就把看的书读出来给TA听好了。我不建议非要选择什么《论语》啊《三字经》啊做胎教，自己喜欢的才是最重要的，还是说了很多次的，准妈妈自己的心情对宝宝的影响是最大的。而我的胎教书是：《金刚经》、《地藏菩萨本愿经》、《心经》以及亦舒的小说。因为这些都是我喜欢的。再次臭美：我家宝贝还有一部分胎教时候听的东西，是我过去录下来的自己主持的电台节目，不仅仅有妈妈的声音，也有妈妈爱听的歌曲。咳咳咳……这个纯粹是属于“狮子座”的自恋啊，各位别介意。

再有，整个孕期当中，我依旧是一直在使用电脑和手机的，除了前面说过的防辐射的衣服之外，对于手机的使用，我个人的看法是：其实只要你不是24小时都在打电话，也不是把手机挂在胸前或者是装在口袋里，大可不必那么在意偶尔的一个通话。

不过我那段时间的确是尽量避免使用手机，用固定电话多一些。还有，把手机放得离自己远一点的地方。晚上睡觉的时候最好放在客厅，不要放在枕头旁边，即使是关机了也最好不要。之所以要特别说起这件事，实在是觉得现在的都市人多少都有一点手机强迫症，如果你还是一个在上班的准妈妈的话，就更要适当减少和手机的接触了。但是个人觉得，在孕期里专门更换号码，换上所谓没有辐射的“小灵通”，实在不划算不环保。

人们常常说，没有不吵架的夫妻。我同意这句话，所以，虽然怀孕的咱们是会享受一些特殊待遇的，周围人大部分的时候都还是会让着你，哄着你的。但是也不一定会完全避免两夫妻有时候因为一些鸡毛蒜皮的事情吵嘴或者怄气，我相信，你明明知道发脾气对胎儿不好，但是若是忍不住怎么办呢？所有的孕妇指南上都说要保持好心情，但是若是真的遇上了坏心情怎么办？没人教过我们啊……

我的建议是：如果你和丈夫发生口角，最好不要剧烈争吵，两个人互相冷静一下是最好的方式，相信对方也会在意对宝宝的影响的。而这其实不仅仅是怀孕期间的夫妻相处之道，我个人觉得，在漫长的婚姻生活中，当舌头和牙齿打架了，最好不要来硬的，还是各自先冷静一下再说吧。

想想看，你可以为了对方生儿育女，忍受诸多不适，那么再多体谅对方一点吧，我相信你的丈夫在火消了之后也会意识到这一点的。而如果你恰恰是觉得：你为了他，为了这个家牺牲了这么多还要受委屈的话，那么我觉得你啊，干脆痛快哭一场。情绪发泄出来比憋在心里胡思乱想好太多了。千万不要怕躲在被子里哭一场会让你的小宝贝不安，不过也许TA真的会在你落泪的时候拼命踢你：似乎在问妈妈你怎么了？也许这样的时候反而会让你情绪缓和下来。最难过的时候想一想：你在孕育一个新生命，自私一点说，TA现在是属于你一个人的，TA只和你一个人在一起，你在做一件多么伟大的事情啊……乖，准妈妈们，不要怕哭。

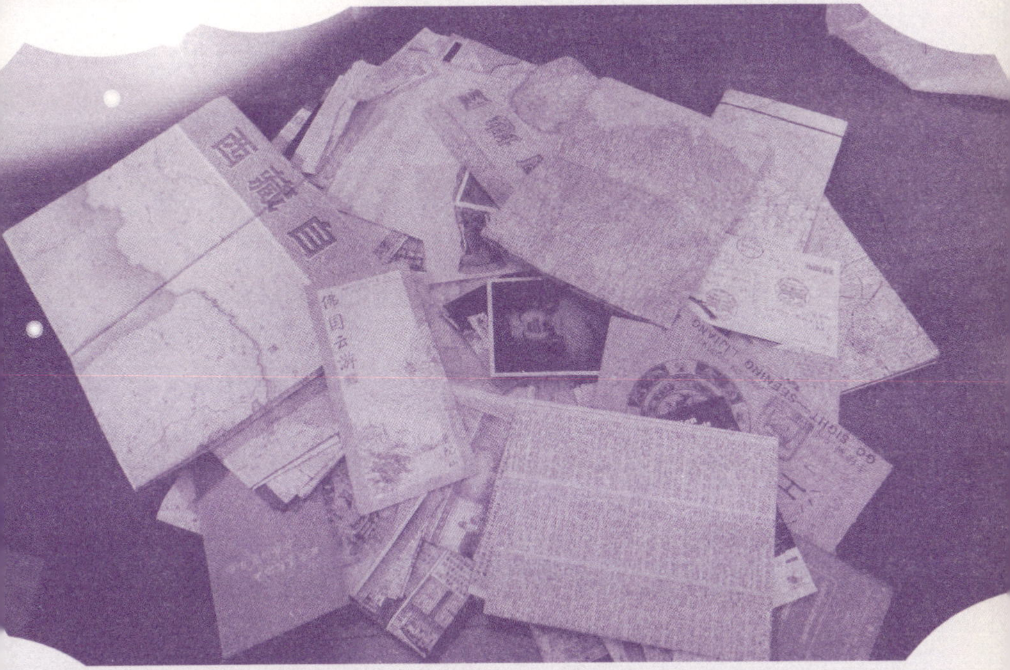
这些来自天南地北的地图和明信片代表着曾经的我经历的山山水水。

万水千山总是情

我很想再走一遍过去走过的山水，但是这次我不是一个人，是我们，我和你走在既定的道路上，每一个坐标都被详细地标明，可是我们都不会知道心可以流浪的天地到底有多么的广袤无垠。我始终相信每一张地图里都住着一个老灵魂，那些花花绿绿的线条绵延弯曲，似人的骨骼脉络，终有一天百川入海，万物归宗，而那些穿越过历史的时光被浓缩和记忆抑或果断地遗忘。假如可以倒着生长，也许渐渐地地图只会剩下两种颜色，黑和白。可那中间若有似无的灰色地段呢？以前我猜测也许是哪位多情浪人的眼里流淌出的风沙。但是现在我却不禁痴痴地念想，那将会是我们共同的蛛丝般的旅程中被记录下来的一段银亮的足迹吧。

No.12
让阅读和音乐培养你的气质

真正有气质的淑女，从不炫耀她所拥有的一切，她不告诉人她读过什么书，去过什么地方，有多少件衣服，买过什么珠宝，因为她没有自卑感。

——亦舒《圆舞》

亲爱的宝贝：

这个世界上，有一种看不见、摸不着、说不清、道不明，却一定存在的东西：叫做“气质”。它和性别、年龄、身份、地位、穿着、打扮、长相、身材等等都没有多大关系，似乎唯一能沾边的就是谈吐举止，但这个又不完全是唯一标准，我见过几个一言不发沉默如金的人，气质却绝对是一流的。

怎么才能向你描绘形容出这种叫做“气质”的气场呢？太难了。但是，气质这个东西，几乎是每一个人都想拥有的，幸好它未必非要是与生俱来的，因为它可以后天培养，所以我简单和你说说，在我的概念里培养良好气质的方法。

首先，应该是读书。说得再准确一点应该是博览群书，而不是死读书，读死书。书呆子实在是很没气质的一件事。等你长大一点你就会惊讶，在咱们的家里有多少藏书，我已经和你爸爸达成了共识，在你年幼的时候，一定要给家里的书柜都上锁，防止调皮还不懂事的你抓起爸妈的收藏当玩具撕扯。等你再大一些，那些书可以随便你翻阅。自豪地说，你甚至可以不用去图书馆。再说远一点，等爸爸妈妈百年归去之后，你要继承的，有很大一部分也是这些书。不过，我不觉得拥有多少册的藏书是一件很骄傲值得炫耀的事情，脑子里装了多少书，才最重要。因为读书的目的也不是为了炫耀给谁看的。

妈妈小的时候，是一个学习成绩很差的孩子，但是让人觉得矛盾的是，我喜欢看书，非常非常喜欢，到了一种痴迷的程度。

有天放学轮到我做值日生，发现有个同学丢了一本小说在桌子上，随手翻了一下就坐下来看了起来，一直到天黑才发现苗头不对，丢下书本逃回家，第二天才意识到整个教室的垃圾都没有打扫，结果被老师罚扫了整个星期的教室，但是我很悠哉地在这个星期里看完了那本厚厚的小说，一直到今天我都记得那本书的名字叫做《西湖，你可记得我》。那一年，我12岁。

还有一次，星期天的下午在家里做作业，桌子上摆放的是数学习题，下面打开的抽屉里是《红楼梦》，专心致志在贾宝玉和林黛玉的故事中的我，连妈妈什么时候站在身后也不知道，结果自然因为这件事讨到了一顿好打。并且妈妈让我把那一整套数学卷子多写了三次……那一年，我14岁。

又有一次是在图书馆，也是缩在一个角落里看书，一直到管理员下班关灯锁门都不知道，于是我被锁在图书馆整整一夜，当然我也没有睡觉，很爽地看了一夜的书。那是我记忆当中熬的第一个通宵。那一年，我16岁。

成年之后，我的零花钱和空闲时间，统统献给了那些在家长和老师眼里的“闲书”，我在书本的世界里找到了很多安慰和快乐，弥补了现实世界带给我的太多不愉快。这时候我才发现，其实读书的目的是为了增长阅历，这会让我的生活变得无比充实。所以，每搬一个城市，我的行李中，总有超过20箱的书籍，跟着我万水千山寸步不离，宝贝，将来这些都是你的。

除了读书之外，还有音乐也可以培养你的气质。有一句歌词说："感谢音乐能让我发现，一个更加美好的世界。"宝贝，这句歌词实在太能表达我对音乐的感情了。我想等你长大一点，会和你商量，让你自己来选择，是否需要学习一门乐器，我会告诉你学习乐器的目的只是为了培养你对音乐的兴趣，而绝对不会是为了学习而学习。如果你选择钢琴，我不会强迫你去考级，只要你喜欢就足够。如果你想学习吉他，哈，让妈妈来做你的启蒙老师吧。因为热爱音乐的我，尽管从小都被父母禁止在这些"不务正业的事情"上浪费时间，但是我还是偷着自己学会了吉他。抱着一把琴，光着脚坐在阳光很好的大树下弹唱一首自己喜欢的歌，唔，宝贝那可是一件很有气质的事情哦……

我记得自己小的时候，有一本音乐杂志，叫做《当代歌坛》，在当年来看，价格实在很贵。每个月我都要省下买早点的钱，饿肚子才能买一本回来看。在我收藏的旧物中，就有一本1994年的《当代歌坛》，上面有自己喜欢的乐队和歌曲。我总是会用背诵数学公式的时间去背乐谱和歌词，在每一本课本后面都有我默写的大段歌词和乐谱。

依旧是饿肚子攒的零花钱买回的磁带，收集了几个抽屉，后来转送给了同样热爱音乐的朋友们。当时为了听磁带和看音乐杂志，我也没少挨你外婆的打骂。但是我的学习成绩一直不好，真的和看闲书或者是听音乐有多少关系呢？这已经成为一个无法考证的谜。只是，后来我做了电台DJ，读书和听音乐成为了我的工作，介绍书籍和音乐给听众，成了我正经的工作。我却觉得：这，和我少年的"不学无术"有非常重要的关系。

在你还在妈妈肚子里的时候，我就经常给你听音乐。可是，我没有按照胎教书上的指导，听什么莫扎特、肖邦啊之类的，我给你听我喜欢的，哪怕是摇滚音乐，估计还是只有"80

后”妈妈才敢这么做吧？因为我认为只有是我喜欢的音乐，听上去我心情愉快了，你在肚子里也才会感受到开心吧？当然，让我臭美一下，你在妈妈肚子里的时候，也听了很多期我的节目呢，哈哈哈……我认为这也对你的气质培养有帮助。因为妈妈的节目，被认为是江苏地区最有文艺气质的。（实在是太爱臭屁了）

女儿，坦白地说，妈妈真的很盼望，很期待你会是一个喜欢读书以及热爱音乐的孩子。这其实也未必是真的要把你培养成一个气质多么独特的人。而实在是因为，书籍和音乐是人类世界里美好的事物，也是在我生活中占据很重要地位的，无论我是单身，还是成了家，或者生了你。在我的生命里，阅读和音乐是永远也不会缺少的。有一个词叫做“耳濡目染”，宝贝，你会耳濡目染我的爱读书和爱音乐吗？我迫不及待想要知道呢。

亲爱的宝贝，关于培养气质的方法，其实除了音乐和书籍之外，还应该有很多很多，这两个仅仅是来自艺术层面上的。其他的，我想等你长大了之后自己去感受和发觉，我最不愿意做的事情，就是把自己的思想观点强加在你的身上。我希望你会发挥自己的性格，拥有独立思考的能力，而所谓“父母是孩子最好最初的老师”这句话，我是相信的，所以我只是会告诉你，介绍给你什么是我所爱的，我认为是好的，而不是非要逼迫灌输进你的小脑袋。

宝贝，等你长大之后，我会问你一个问题：你看妈妈的气质怎么样啊？也许你会撇着嘴回答我：“问这样的问题？你真是太没气质了！”

我：@#￥%……&*%￥……

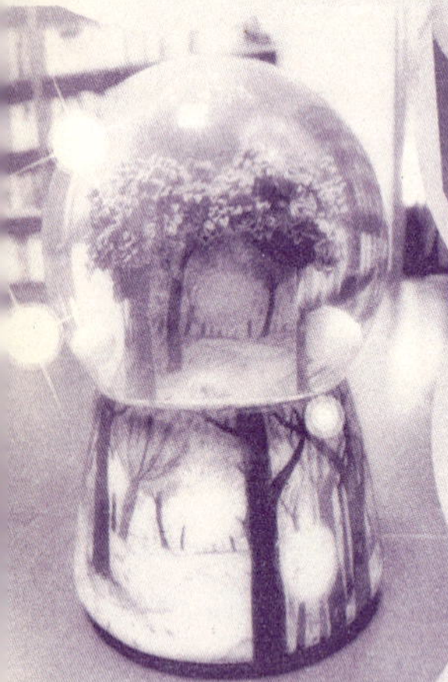

最爱的音乐盒，来自几米的漫画，《月亮忘记了》。

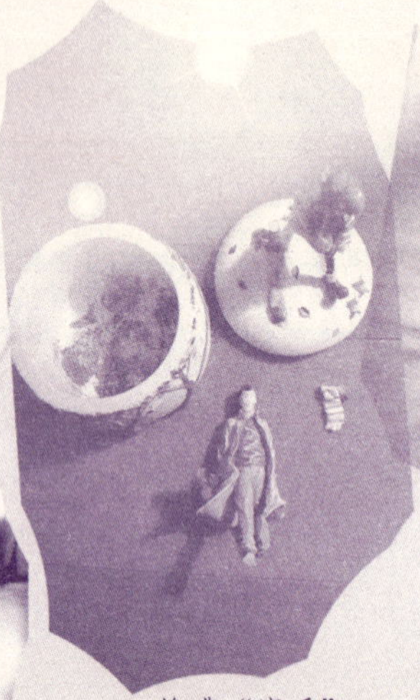

惨遭“魔手”的几米首饰盒。

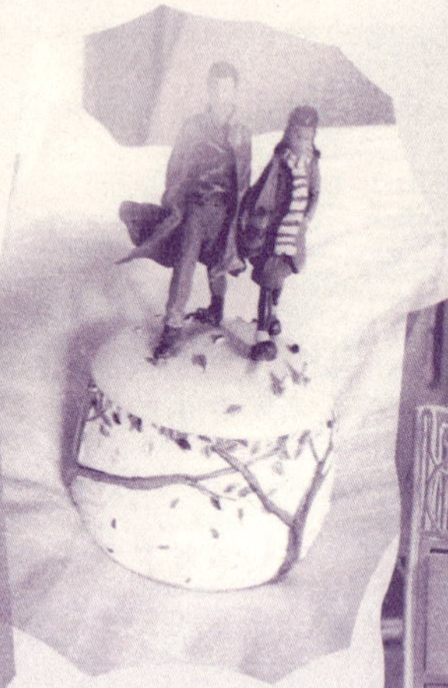

看看人家原来的样子……

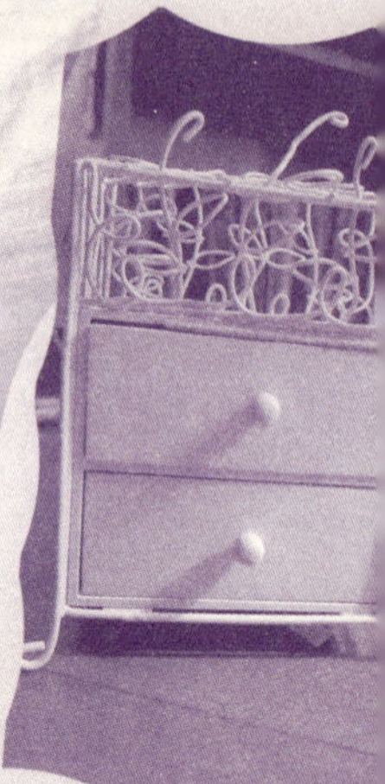

要坚持到底的文艺腔，曾经响彻每一个午夜，我还想看你对镜梳妆。

月亮有没有忘记，行走的树知道。

你是家里的破坏大王，很有意思的是你好像特别地和大名鼎鼎文艺青年们挚爱的几米过不去，不管我把它们当做烟灰缸，首饰盒还是相框，你总是能在不经意间熟稔地将他们收为麾下，断胳膊少腿是常事，有的甚至直接就摧毁殆尽，你似乎一点也不拿几米当回事呢。于是我只好为自己重新买了一个首饰盒，是一个可爱的可以拉开的小抽屉，我总觉得还是有点像个藏书的玩意儿，哈哈，看来咱们母女要在文艺腔这件事情上“斗智斗勇”啦……可是即使你弄坏了我心爱的几米，我依旧在不经意里竟然有了一丝惊喜，到底小家伙的文艺启蒙门槛迈得不低啊，对几米的画不管爱憎恨摊派上哪个，至少是来了感觉，或许那些美丽的

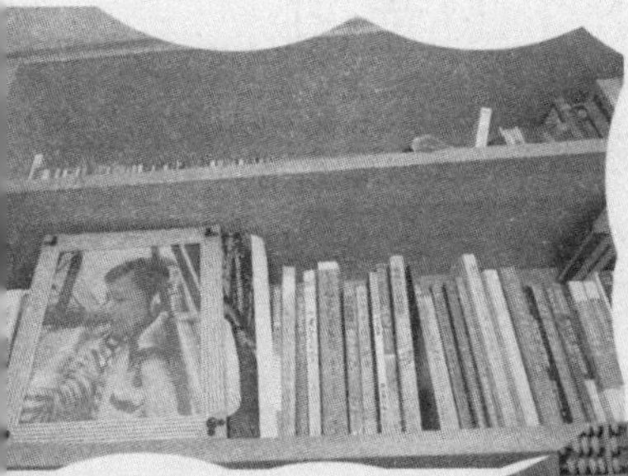

相框里的一张旧照片。

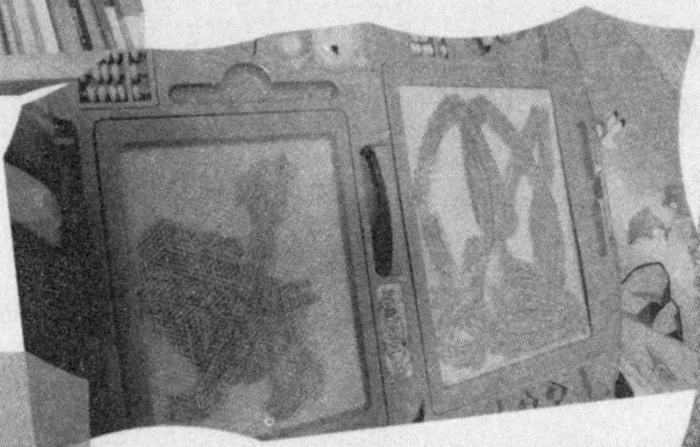

女儿第一幅的涂鸦作品，具体是什么谁有本事看清楚说明白？

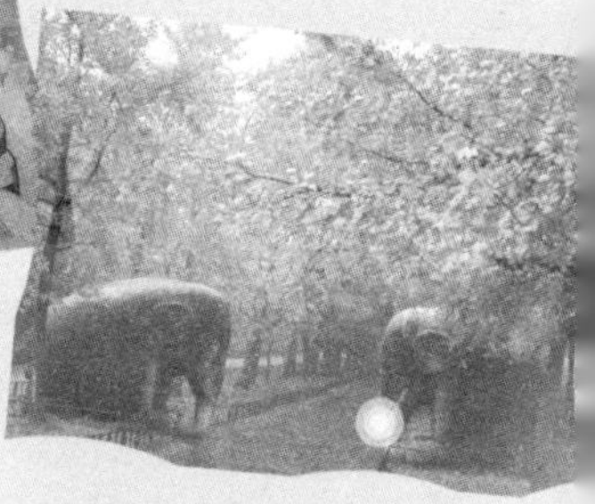

我拍的南京，取名为，“团扇只怕九秋凉”。

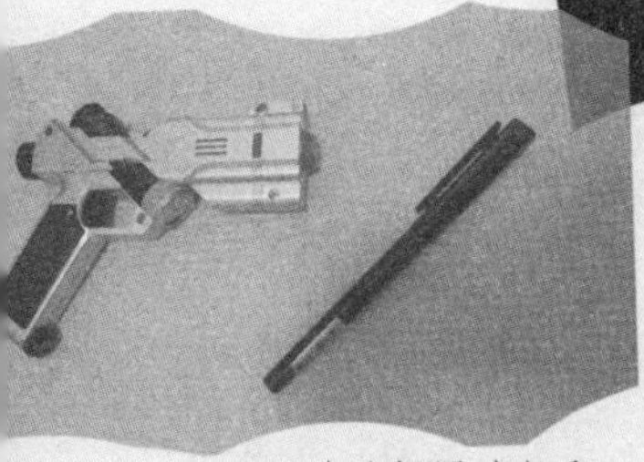

女儿抓周时左手一只枪，右手一只枪，顿时震惊四座。

油彩在你幼小的眼睛里一闪而过似飞鸟掠过无痕，从此以后却模糊明白讲故事的也可能是画家。我不死心给你买了涂鸦的画板，你当然是不负众望地酣畅挥毫，结果比我预想的好多了，竟然具备了简单的形状和线条，至少没有成为老人们口里的“鬼画符”，十分令人欣慰。想你抓周的时候，左手一支枪，右手一支笔，顿时震惊四座，难道你是想告诉我将来要修炼到文武双全吗？于是我就完全能理解你与日增长的破坏欲和对色彩几乎超常的敏感度了，莫非都是为了日后的双全啊？会有一天你跑来问我，最喜欢他的哪一本作品？答案当然是这本《月亮忘记了》——长大以后你才会知道，画册里满眼的树木林立，像极了行走的树。就好像那张依旧被我束之高阁相框里的旧照片，对着话筒日夜喋喋不休的岁月我也可以忘记了吗？但是那一切的骄傲毕竟真实地存在于妈妈的青春里呢。这些年过去之后，妈妈这个“行走的树”早已经不走了，她停留在某处眼睁睁地看着黄叶子遍地飘零既不惆怅也无不安——看不见的，是不是就等于不存在。记住的，是不是永远不会消失。

No.13
请不要太介意自己小小的恶习

洗脸不用毛巾

下雨天不出去

常常便秘

有贫血的毛病

养死过两只斗鱼

(yeah~~)

——陈珊妮《恶习》

亲爱的宝贝：

我很想和你说说恶习这件事。因为生之为人，恶习，几乎是必须拥有的一件东西。就好像每个人都有眼睛鼻子一般。但是每个人的眼睛鼻子又都长得不太一样，所以每个人身上所拥有的恶习也大不相同。有的是性格所致，有的是后天养成，还有的……嘿，大概是DNA决定的吧？而且，恶习的种类也分太多太多，有的是一些坏毛病，有的是一些不好的习惯，也有一些是不太容易表现出来，隐藏在自己内心的。

先和你说说妈妈的恶习吧。首先：妈妈是一个抽烟的女人。关于抽烟这件事，所有的人都知道这是一个非常不好的恶习，就连男人也不例外，而女人吸烟，虽然现在已经越来越普遍，但是依然有时候不能被很多人接受。就像我要抽烟的话，必须躲着你的爷爷奶奶，以及一些其他的长辈，虽然严格意义上来讲，这实在是我自己私人的事情，但是为了尊重他们，我会尽量避免惹他们不高兴。对，恶习会让身边所有的人感到不快。

可是，妈妈是一个写作的人。在这个行业里，男人女人大半都抽烟。因为烟草能够让我们集中注意力，帮助思考以及提神。当然，也有很多作家不吸烟，所以往往写作要抽烟这种说法，也被很多人说成是借口。哈，每一个人都会为自己的恶习找各种各样不同的理由。

还有一种公认的恶习，是赌博。无休止地在麻将桌上昏天黑地地“战斗”。输得精光就借钱甚至是偷、抢等等，赢了呢？其实赢回来的还是自己输掉的钱嘛。这个恶习，和吸烟一样会上瘾，要戒掉不是一件容易的事，同类的还有吸毒。多少人因为这些恶习弄得家破人亡妻离子散甚至丧命。也许我应该让你知道：你的外公，我的父亲，就有嗜赌的恶习。至于他有没有改，能不能改，对于我来说，已经没有意义了。

再说说你爸爸的恶习吧。其实写到这里，我的双手在键盘上停顿了很久很久，因为我在苦苦思索他到底有什么样的恶习。想来想去想到的内容竟然都不能称之为恶习呢，最多算是一些小小的坏习惯，比如换下来的衣服总是随便乱丢，还比如他晚上睡觉前永远懒得刷牙，再比如说话的时候经常性有口头禅问候某某的母亲，还有就是，他花钱多少有点大手大脚，尤其喜欢更换新款的手机。但是你的爸爸，不抽不赌，对那些闹哄哄的娱乐场所没有丝毫的兴趣。所以说，比较起来，妈妈的恶习竟然真的比他多，于是，我的宝贝，你的爸爸应该更让你骄傲。

再说回妈妈的恶习：抽烟。亲爱的宝贝，在你的成长过程里，我会非常小心谨慎不在你面前让你看到妈妈吞云吐雾的样子，因为也许你也会和很多人一样，对这件事极端反感，认为只有坏女人才这么做。

但是，女儿啊，我一定要在这里诚实写给你看。因为我想告诉你，在我的观点里，这真的只是我自己的习惯，完全属于我个人的一种生活方式。我很少在公众场所抽烟，所以我不认为我的这个恶习会伤害到其他人。当然我也知道，烟草会损害健康，于是在孕育你的十个月里，无数次有吸烟的念头，我都狠狠在心里诅咒自己，当然是为了不影响你的健康，对，任何一点点可能伤害到你的事情，妈妈都不会做。即使有一天，妈妈的什么恶习伤害到你的心灵或者身体，请你相信，我是无意的。哪怕就是现在这样的假设，也会让我无端端内疚和感到罪恶呢。

宝贝啊，等你长大，你也一定会有恶习。说不定等你成年，你也会像我一样，学会抽烟，在身体的某个部位添一个酷酷的纹身。也许这些你都不会做，却有其他方面的恶习。但是我想对你说的是，请不要太介意自己小小的恶习，因为它一定会存在。但是，这些恶习不可以伤害别人，不可以危害社会——我是不是开始说教了？还有，如果你知道有些东西明明是恶习，如果，我是说如果你愿意改掉，那实在是太完美了。但还是那句话，恶习是所有人类共有的，哪怕仅仅是早上起床不叠被子也会被某些人当成是一种恶习。

相比较喜新厌旧、朝三暮四、谎话连篇、偷鸡摸狗、多嘴是非等等这些恶习，抽几根烟，喝几杯酒，换换手机……又算得了什么呢？等你长大了你就知道，有些小小的恶习其实是有点可爱的，不过这就要等你自己去观察发现和感受了。

No.14 你是少数，你最好习惯一下

键盘有始有终，你确切知道 88 个键就在那儿，错不了。它并不是无限的，而你，才是无限的。

——电影《海上钢琴师》

亲爱的宝贝：

这是一个早晚会和你谈论到的话题：关于电影本身，关于看电影，关于爱电影。

其实在写每一封给你的信之前，妈妈都会在心里打一下“腹稿”，而关于电影这件事，我本来是想告诉你，电影也是我生活中非常重要的一部分，和读书、音乐一起，无法舍取其中任何一样。甚至看电影也是培养气质的方式之一呢。不过还是别跑题了，我们还是谈电影吧。

如果说音乐是我的耳朵，那么书籍和电影就是我的眼睛。如果我的生活里没有电影，就仿佛活生生摘掉了我的一颗眼珠。

但当我真正开始写这封信之前，一个朋友，同样也是妈妈的朋友说的一些话，让我不得不在和你谈论电影之外，说到一些其他的问题。因为在我的观点里，电影是艺术，是暂时忘掉现实忙碌烦躁生活的良药，是用两个小时可以经历的另外一场人生。是最光明正大理直气壮打发时间的最好方式了。所以，即使是在怀孕，坐月子期间，我也没有停止过看电影。当然和过去每天看三部影片不能相比了。而我的这个朋友，她认为电影仅仅是一种娱

乐消遣，是可有可无的点缀，是别人的人生，和自己无关。所以尽管她觉得自己“还算是挺喜欢电影的”，但是从她怀孕到现在女儿已经一岁多了，她没有进过一次电影院。

坦白说，她的话让我觉得有些惊讶，我佩服这样的人，但对比一下，我也不认为自己做不到如她这样的妈妈而感到任何一点羞愧。

女儿啊，等你长大一点，妈妈会介绍一些非常好看的电影给你。希望你会喜欢。也会带你去看一些适合你年纪的电影，不像我小的时候，完全没有在父母的陪同下，看过任何一场电影。而还有一些不适合你看的电影，或者你不喜欢的类型，如果妈妈把你留在家里，或者趁你已经睡觉了，出去看场电影，你会认为我是对你的一种冷漠吗？

就好像在你满月的时候，因为电影《梅兰芳》的上映，加上是我和你爸爸的第一个结婚纪念日，我们把你留在了家里，由月嫂照顾，两个人去看一场两小时30分钟的电影。我必须要承认的是，这两个多小时里，也曾经好几次掏出手机看时间，有时候有点走神，会想不知道你乖不乖，有没有哭闹。这和过去对电影全身心的投入是多少有了点差距的。可是宝贝，我会因此而落下一个“不负责任的妈妈”的名声吗？

在我坐月子期间，还曾经上演过美国大片《007》，那是你爸爸很喜欢的电影类型，而我却对这类影片没什么感觉。在我的百般央求之下，他终于肯自己出门去看这部电影，临开场前一分钟还打电话来问咱们俩好不好。而我让他放一百个心，让他好好看电影，放松一下。

又想起，在你四十多天的时候，因为有一出我很喜欢，已经错过两年的话剧到广州来演出，你爸爸主动送我去剧场，让我安心好好享受两个半小时的话剧，他不肯陪我一起看，是因为他不感兴趣，当然，也是因为要回家陪着你。

说实话，我对我们俩这样做父母的态度，实在是太满意不过了。这种事情，在未来一定还会持续发生。我们感兴趣的，会一起去享受，手牵着手，就像恋爱时候一样。只有一方感兴趣的，就拜托对方留在家里照顾你，自己去玩耍一下。

可是我相信，在我们俩内心里，都不会说因为什么“娱乐项目”，而完全丢掉了你，即使是在工作的时候，你依然是我们内心里最牵挂的。在你有需要的时候，我们都会第一时间出现在你面前。

但是，在你成长的同时，我和你爸爸的生活都需要继续。我是说，我们依旧要保留各自的以及双方共同的空间。这个我的空间、他的空间，还有我们俩的空间里，也许并没有你的存在。女儿，你会因此觉得我是个不称职的妈妈吗？会因此认为你有一个坏爸爸吗？

宝贝，我爱你。是这个世界上最爱你的人。没有任何人对你的感情可以超过我。但是，你依旧不是我关注的全部重心，你不是我的“全世界”，你只是我的“海洋”。陆地和海洋在这个世界上的比例将来你长大了之后，地理老师会告诉你的。

妈妈还有其他很多事情，很多爱好，很多想要体会和感受的。这些东西，有的将来等你长大，都会和你一起分享，但一定有一些，是我一个人的。说起来也许有一天，就算我想把自己感兴趣的东西分享给你，你也未必领情，你会告诉我说：“我也想有我自己一个人的世界。”

每一个妈妈在拥有一个小宝宝之后，我是说自怀孕开始，就注定要牺牲很多。有的牺牲是将来可以弥补回来的，有的将是一种永远的失去。当然，我相信每个妈妈都是无悔的，因为一个新生命的到来，会在另一个领域里，换一个角度补偿那些也许是永远失去的东西。

但是宝贝，我想对你说的是，我也会为你牺牲。但不会像有的妈妈，或者上一代的妈妈那样，为了孩子牺牲自己的全部。我做不到，也不愿意这么做，同时我想你大概也不需要我这样的“伟大”。

就拿看电影来说，妈妈最喜欢看的类型是恐怖惊悚片，但是怀孕的时候为了不吓着肚子里的你，所有的电影我差不多都是挑选一些温情的，浪漫的，或者是喜剧片来看。而你出生之后，为了多一点时间陪伴你，我也不会如过去那样，什么片子都喜欢到电影院里享受一下高质量的音响和视觉效果。有的片子我宁愿忍忍，等DVD上市，买张碟回家看。宝贝，这是在看电影这件事情上，目前我所能作出的最大让步和牺牲。你会觉得少吗?

而妈妈其实还有个理想，将来有机会的话，自己亲自指导或者编剧一部电影，如果真的有那么一天，当我全身心进入电影的工作状态中，你会责备我说：“原来电影比我还要重要！”你会吗?

本来，真的是想和你谈论电影本身的魅力，结果似乎离题万里了。好吧，全当这是一封跑题的信。女儿，等你长大也许会有人告诉你，也许你自己就会发现，你的妈妈其实多少是一个有点离经叛道的人，她的很多观念想法和态度都和别人不太一样。其实我自己也很奇怪，我明明从小接受的是最传统刻板甚至是腐朽的思想教育，为什么今天我会长成这样?可见，有些东西真的是强求不来的。

我最爱最爱的一部电影里，主人公有一句台词说：“你是少数，你最好习惯一下。”呵，我是少数吗?一个少数派妈妈，一个“80后”妈妈会教育出一个怎样的孩子呢?这个问题大概要等你长大我才知道了。

第六个月

准妈妈在怀孕到这个时候，肚子变大，会加重腿部的负担，所以抽筋的几率频频增加。我经常是一个晚上抽筋三四次，每次都疼得嗷嗷叫。于是只好捏着鼻子喝孕妇奶粉，但说实话，确实抽筋现象也得到了一定的改善。

在我怀孕第六个月进入第七个月的时候，身体基本的反应是这样的：

行动越来越迟缓。每天牙龈出血。一周流两次鼻血。肚子上的纹从粉红色开始逐渐变成深红色。胃部时时被顶得很疼，还伴着灼烧感。坐的时间稍微一长，整个脊背都会疼。时常胸闷气短，感觉呼吸困难，好像极度缺氧。胃口明显没有前两个月好了，常常觉得口干舌燥。体重持续增加，站着躺着都看不见自己浮肿的脚。更没办法弯腰系鞋带。肚子里的动静越来越大，有时候，肚皮的某一端会被踹得高高鼓起，产检由一个月一次，变成一个月两次……

于是，少吃多餐成为缓解胃部不适的最好方法。能躺着绝不坐着，能坐着绝不站着。可是，医生说：要运动要运动要运动……此刻的我，真想骂人：你给我运动一个看看！不过，准妈妈们，如果你能坚持散步或者是爬楼梯，那么我敬佩你。但我还是极力建议游泳，这个之前已经说过了，我个人觉得会比散步和上楼里省力多了。只是四五个月游泳和六七个月游泳又有点不同了。这个时候游完，洗澡会觉得特别累，那么不要着急，歇会再洗，回家放个结实一点防滑的凳子，坐着洗澡。臭美的我，从怀孕到生产到坐月子，都没有舍得剪掉我那留了三年多的长发，所以可以想象洗澡对于我来说，几乎成为了一项巨大的工程。如果你必须有一段时间是坐着的，那么在椅子后面垫上一个靠垫也许会舒服一点。

我相信，所有的妈妈在挺着个大肚子的时候，都会觉得运动是很难的。天气好出去溜达溜达还说得过去，而如果天太热或太冷，那么我个人觉得你也没必要非要为难自己，在家里的房间里溜达也一样，这样至少可以随时坐下休息。我的经验是：从书房走到客厅再走到卧室再回到书房，两圈以后已经气喘吁吁了，那就停下休息10分钟，再继续。

医生总是建议每天散步至少半小时，在八个月以后会要求准妈妈至少保证每天一小时的慢运动量，我的看法是：不必一次做到，半个小时，分10次运动也成嘛。别为难自己，在六到七个月行动越来越不方便的时候，准妈妈们一定要记住这一点。

还有，我也是个人觉得，其实运动量的多少甚至运动与否，并不如医生告诉你的那样：会对将来的生产有多大多大的好处和帮助。要知道，我游泳一直到九个半月，有空的时候还去爬山什么的，散步也是每天坚持的，而且至少一天上下五楼两次，但是结果呢——这对我的生产可以说没起到什么决定性的帮助，当然这个也是因人而异的。我只是给各位一个心理安慰：不要对照那些怀孕的书籍产生强迫症，非要如何如何，我的理念是："顺其自然"。生孩子这件事，最能代表的就是这四个字了。

另外，会觉得自己的胸部在持续增大。所有的地方都在长肉，那么这个时候购买一定数量的孕妇衣服就有必要了。说起这个，还有一个问题是一定要注意的：检查自己的乳头，是否有内陷的情况。在这件事情上我吃足了苦头，因为如果是乳头内陷的问题，将来给孩子哺乳的时候，就会发现，最受罪的不是怀孕，那种疼痛甚至超过生孩子本身。

所以，如果准妈妈有这个问题，要每天坚持在洗澡的时候尝试自己把内陷的乳头拉一拉，每次大约5分钟，一定一定要坚持。如果和我一样，天生乳头内陷得很厉害，我的建议是尽早开始做这个工作。

还有，在六个月之后，我发现自己的手和脚动不动就肿了起来，这也是正常反应。除了在吃饭的时候注意不要吃得太咸之外，我建议如果准妈妈手上戴着戒指或者胳膊上有镯子的话，在手指还没有那么肿胀的时候就最好摘掉这些饰品。

平底的加大一码的鞋子这时候可以适当添一双，舒适最重要，不过不要着急一下子买很多，因为最后两个月最艰难的时候还没到，那时候脚还会持续肿大，不行的话，老公的球鞋也可以试一试。如果孕期在冬天，主要保暖的同时，每天晚上用热的盐水泡脚，然后睡觉前做一下简单的按摩，包括小腿肚，也会适当缓解一点浮肿。当然这件事需要老公来为你服务，连剪脚趾甲这件事也交给他去完成。因为这个时候我自己已经够不到自己的脚趾了嘛。

在孕后期这段时间里，也许你偶尔会出现腿部或脚趾抽筋的问题。一般医生会告诉你说这是缺钙引起的。其实在孕后期，除了补充维生素之外，医生一般也会开一些孕妇专用的钙片给你，但是我个人觉得，补钙的确还存在一个吸收的问题，所以除了吃钙片之外，广东地区的一些方法仅供参考：用新鲜的瘦肉煮水喝，不吃肉只喝煮的水，并且放一点生姜一起煮去除肉的腥味。还有骨头汤也会对补钙有一定的效果。

另外就是孕妇专用的奶粉了。根据我个人的经验是：市面上没有一个牌子的孕妇奶粉是口感好的，当然这也因人而异。你也可以在喝的果汁或者汤里补充一点牛初乳，看看会不会对夜间腿部抽筋的现象有所缓解。

其实，实在是因为准妈妈在怀孕到这个时候，肚子变大，会加重腿部的负担，所以抽筋的几率频频增加。我经常是一个晚上抽筋三四次，每次都疼得嗷嗷叫。于是只好捏着鼻子喝孕妇奶粉，但说实话，确实抽筋现象也得到了一定的改善。

这时候的孕妇妈妈，除了因为夜间的抽筋、子宫继续压迫膀胱会导致尿频之外，我想心理上的烦躁也会很容易引起你的失眠。

我是一个有神经衰弱的患者，常年都是依靠药物才能入睡的。而一旦惊醒，就很难再入睡了。所以几乎在这10个月当中，我没有睡过一次安稳觉。在对付失眠这件事上，我的一些个人小小意见是：如果实在睡不着，不要强迫自己，不要认为如果自己不是晚上睡觉，将来宝宝一定会变成一个“夜哭郎”。睡不着躺在床上翻来覆去，不仅会影响老公的休息，也会给你自己增添更重的心理负担。

大概失眠的人都会有类似的经验，越睡不着就越是想睡觉，越想睡觉就越睡不着。恶性循环只会让你更加烦躁，如果身边那个人是呼呼大睡的话，你说不定更加会觉得委屈苦恼，那么不如起床吧：看看书，听一些舒缓的音乐，找点自己感兴趣的事情做，反而我觉得白天过于喧哗，夜晚如果偶尔失眠，也许更适合你和肚子里的小宝宝交流。放心吧，即使你不睡，TA该睡的时候一定是照样呼呼大睡的。千万不要试图寻找睡眠，让睡眠自己来找你。熬到一定程度你自然会困得无法坚持，白天把觉补回来也一样。

我的医生也同意我的观点：只要你保证每天的睡眠时间是足够的就可以了。不一定要在必须睡觉的时间一次睡够。白天，尤其是中午补一觉，也很养人。

还有我个人的建议是，在快要进入七个月的时候，你就可以开始为即将出生的小宝宝准备一些物品了。因为在怀孕八个月之后，出门行动会更加不方便，在出门购买物品之前，最好有一个比较详细的清单，分次购买，不要着急，可以多作一些比较。逛街也是运动的一种，但是不要去人太多的购物中心，并且一定一定要有人陪同。六个月末七个月到来的时候，你也可以开始为自己准备一些衣服了，但是不仅是要估计最后几个月穿的衣服，还要考虑到生产后，以及坐月子时候需要的。关于这一点，我会有一部分作详细的分类说明，供各位参考。

No.15 每一个貌似平淡的名字背后，都有一个故事

我就是我

是颜色不一样的烟火

天空海阔

要做最坚强的泡沫

——张国荣《我》

亲爱的宝贝：

其实，早在你在妈妈肚子里五个月的时候，我就已经知道，你会是一个小女儿。虽然你的小名是我在刚刚知道自己怀孕的时候就起好的，但是关于你的大名，是从确定了你的性别之后才开始思考的。

那是夏天的一个傍晚，从医生处检查回来，坐在家里的地毯上，抚摸着自己已经拱起的肚子，轻轻地自言自语：宝贝女儿，我该给你一个什么样的名字呢？

透过落地玻璃窗看着不远处宁静的海，还有点点白帆，更远的地方是郁郁葱葱的山。窗户开着，晚风里传来楼下孩子嬉戏的声音以及谁家厨房飘出的饭菜香。有人的地方，就有生生不息的向往。就是在这样的一瞬间，我回头对坐在沙发上也在苦苦替你思索名字的爸爸说了两个字。你爸爸把这两个字念了一遍又一遍，然后我们相视而笑，拥抱在一起。我知道，他太

喜欢我给你起的这个名字了。

家宁。我的女儿。

因为妈妈从小没有成长在一个健全的家庭，可以说，我的童年充满畸形甚至是险恶，我对安宁的家庭生活的奢望，不是一般人可以理解的。而现在我竟然真的拥有了一个幸福的家庭，而这个家庭又会因为你的到来而更加健全完整，所以我把“家庭安宁”这个愿望赋予在了你的名字上。

还有，“宁”这个字，是南京的简称，南京又是妈妈的第二故乡。我在那里生活了七年，严格意义上来说也是在那座城市里，认识了你的爸爸，所以用这个“宁”字给你起名字，也有纪念南京的意义。

而妈妈的名字，所有的人都说，实在是非常特别啊。其实，妈妈的名字里，原来有一个字：“恚”。这算是一个生僻字，很少有人能马上知道这个字的读音和意思。如果查阅一下字典，我想大部分的人都会惊讶，这个字的意义是：恨、怨、怒。大概不会有什么人，会给自己的孩子起这样一个名字吧？难道不是所有的父母都会想给自己的孩子起一个有美好意义的名字吗？但独独我的父母不是这样，因为父母亲之间的恩怨，他给了我这样一个字做名字，而她竟然还要打算雪上加霜地再添一个“愠”字，“愠”，也是恨、愤、怒的意思。也就是说，一点点“愤、怒、恨、怨”还不够，还要更多更多更多……

这件事情，一直到今天，他和她从来都没有对我表示过任何一点点歉意，而我每每想起这件事，心底是无限的凄凉。很想质问一句：这么恨，又为什么要生下我？难道，真的愿意我一辈子背负他们之间的仇恨吗？所以，当我可以为自己作主的时候，我改掉了名字里的怨恨愤怒，但是我的心中，也许将永远不会原谅和释怀。

所以，当我有了你，妈妈决定，要给你的名字，不仅仅是一个代号，更不要迷信地按照生辰八字来挑选字意。我和你爸爸想给你的，是爱，我们对你的爱，仅此而已。

家宁。不知道等你长大之后，会不会喜欢这个看上去简单，甚至有点平淡的名字。等你长大之后就会知道，在每一个也许貌似平淡的名字背后，都有一个故事。一段对于一个新生命最初的想象力。

家宁。愿你写好你的名字，写好你的人生。

No.16 我的身体我做主

我是女人，我有诱惑你的权利，而你有不受诱惑的自由，又有自制的义务。

——龙应台

亲爱的宝贝：

我决定，现在开始就把一些关于身体的问题讲给你听。在你逐渐长大成人的过程当中会慢慢发现，你的身体的变化，每一个人都会经历的，这是除了心灵之外的成长。

你现在还是一个小小的婴儿，如果你有什么需要，你只是会用哭来表达。等你长大一点，你会说话了，你会告诉我们，你饿了、渴了、不舒服了、想要玩具了……再大一点，你会长牙，你将学会自己用马桶，自己洗澡、穿衣服、系鞋带……等你会走路会跑会跳的时候，呵，我甚至都可以想象到你的顽皮。但是，我和爸爸都在盼望那一天。

等你再长大一点，作为小女生的你，就会知道爱美，要求穿什么颜色的衣服，梳什么样的头发，选什么款式的鞋子等等。说到这里，实在忍不住想要再跑题一下：我不想把自己的审美观强加在你的身上，但是我愿意你知道，在妈妈的概念里，“黑白蓝灰”四种颜色是最好的，永远不会出错。如我喜欢的作家说的“黑白蓝灰也有很多种，但是挑牌子好一点的搭配就不会显得突兀”。

而如果你把超过三种大红大绿大紫的颜色一起穿在身上，那只会使得你像一只五颜六色的鸡毛掸子。没错，你一定会吸引路人的眼光，但是千万别误会他们在欣赏你，我可以肯定，所有的人在心里都会觉得好笑和奇怪。

说回身体的话题。大概到了你12岁，你就会发现自己的身体有了非常明显的变化，你会经历每个女孩子都会遇到的“初潮”，而后，每个月她都会来看望你，刚开始也许你会觉得尴尬甚至反感，但是其实，这是一种健康的标志。她会陪伴你几十年。还有，你的身体的某些部位会长毛，黑色的，软软的，爱美的小姑娘第一次有这样的发现都会觉得肮脏不已，其实那也仅仅是长大的一个特征而已。渐渐地，你的腰身会变细，你的胸部会发育，上体育课跑步的时候你会感到不舒服，如果被男同学注视，你可能会想找个地方躲起来。但是女儿，请你不要担心，当所有的这一切渐渐地发生的时候，妈妈都会在你的身边给你最贴心的指导，帮你选购合适的内衣，建议你使用什么牌子的卫生巾，在发育的过程中应该怎样注意卫生和饮食。

请你千万不要在青春期发育的时候，觉得自己的身体很奇怪，甚至讨厌她。因为妈妈也曾经有过这样的年纪，而那个时候，你的外婆并没有对我传授过任何这方面的知识，我就那样尴尬、羞愧、无人倾诉地渐渐度过了那段日子。所以，我不会让我的女儿经历和我一样的难堪。

等你再长大一些，我是说，等你成年以后，你会发现身体还有另外的变化。你会对异性有特殊的感觉，小一点的时候你可能会觉得男生是另外一类生物，甚至是一种奇怪的动物，但是之后也许你会喜欢接近他们，觉得他们身上的气味很吸引人，想要去牵一个喜欢的男孩子的手，甚至想要拥抱他，这些，在你成年之后，统统都是非常正常的表现。

而有一天，你会觉得你有更多的需要。那个字，叫做“性”。是两个相爱的人情不自禁的一种举动。我的女儿，如果你可以肯定你爱他，想要和他在一起，那么你们之间拥有“性”也是再正常不过的，因为“性”是上天恩赐给人类的礼物。它不是肮脏的，它是一种享受。

但“性”也绝对不能代表什么承诺，千万不要觉得，那是一种奉献一种牺牲一种伟大的付出，更不要奢望用身体去获得什么。我是说，别以为有了“性”，你就永远拥有了那个人的心。你们在一起相爱的时候，身体的接触是美妙的快乐的，那会让你们更加亲密。而如果一方想要结束感情，“性”是起不到任何挽回，挽留谈判的作用的。

我的女儿，我不介意在你成年之后和喜欢的男子有“性”的亲密举动，但是我要你一定记住，要懂得保护自己。前几天看到报纸上说，一个明星给他的女儿成年的生日礼物是一盒避孕套，我觉得这个举动非常之好，将来妈妈也许会照做也说不定。

你的身体是你自己的，这点没错。但正因为是你自己的，所以你更加要爱护她。不要让她受到无谓的折磨。除非你到了谈婚论嫁的时候，想拥有一个自己的小宝宝，呵，那时候我就升级做外婆了。呀——此刻你还在襁褓里呢，我是不是想得太遥远了？

我的宝贝，等你长大就知道了，我们的身体在大部分的时候你感觉不到她有什么不方便，但是如果你不好好爱惜身体，她就会给你带来许多烦恼。而生为一个女孩子，更加是这样。我希望你能在妈妈的帮助下，顺利度过成长时期，尤其是青春期的发育，身体上的每一个变化。等你长大了你就知道，有时候你的性格，会多多少少通过你的身体悄悄表露出一点来。比如，生性不羁的我，身体上，有好几个酷酷的纹身，耳朵上有一串耳洞，这些都将会跟随我一生。等你长大了，你也会去添上一两个吗？呵，我不反对，但我想你能邀请妈妈一起同行，陪你选选图案啦，帮你挑个花纹啦，看看洞打在哪个位置合适啦，或者咱娘俩各自再“胡闹”一下，如何啊？

No.17 爱情，不能说，一说即是错

你见，或者不见我，我就在那里，不悲不喜；

你念，或者不念我，情就在那里，不来不去；

你爱，或者不爱我，爱就在那里，不增不减；

你跟，或者不跟我，我的手在你手里，不舍不弃。

——仓央嘉措《见与不见》

亲爱的宝贝：

爱情究竟是什么？男人和女人之间有爱情。而其实，女人和女人之间，男人和男人之间也可以有最真挚的爱情存在。尽管这个观点现在还有一部分人接受不了，但是宝贝，我和你爸爸在这些事情上都没有任何的异议。

所以，将来等你长大，爱上一个男人也罢，爱上一个女人也好，只要你觉得那是你寻找到的真心的爱情，会让你幸福快乐的爱情，那么我和你的爸爸都只会祝福你，而不会有任何干涉。

女儿，爱情是人类永恒的话题。永远也说不清楚。女儿，爱情是什么，等你长大就知道了。或许，你永远也弄不清楚。这也不仅仅是你一个人的问题，有很多人一辈子也没弄明白爱情到底是什么东西呢。

于是，妈妈决定在这个问题上不教你了。甚至不去和你作任何探讨。非常简洁地用几段话来完成这封信，但是你千万不要以为，这短短几段话我写得很轻松容易。有时候，越是一些

复杂的问题，答案往往却是最简单的。等你长大了，也许你就明白这个道理了。

基督教有一句话：“爱是忍耐，是包容。”而我以为，这句话也是半对半错，所以，这封信我只能用佛教的一句话来告诉你，爱情在我看来，就是：“不能说，不能说，一说即是错。”

等你将来长大了，自己去悟吧……

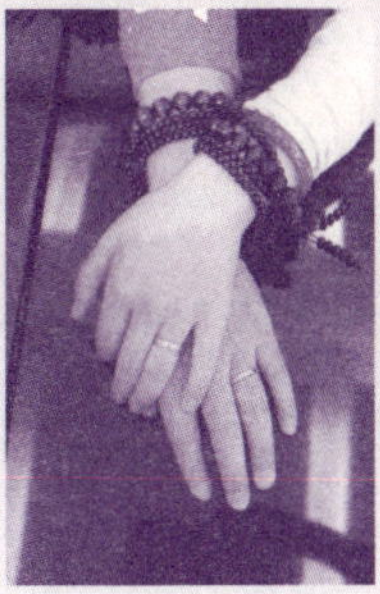

永结同心的两双手。

我在这里，你在我手心里。

手指上是结婚戒指。手腕上的佛珠是结婚一周年礼物，那时候女儿你还有两天才满月哦。这张照片拍摄的时候你刚刚半岁，我和你爸爸在北京。孩子，你会责怪我们在你那么幼小的时候把你留在家里吗？可是，这心手相连在一起的爸爸妈妈，是值得你骄傲的——我在这里，你在我手心里。

No.19

婚姻是一种冒险

我放下过天地

却从未放下过你

我生命中的千山万水

任你一一告别

——仓央嘉措《好多年了》

亲爱的宝贝：

今天妈妈想和你探讨的这个问题，其实真的仅仅是一种探讨，我没有办法给你任何的意见，有用的参考价值——在未来有一天，也许你要走上婚姻之路的时候。虽然看起来，这是一件非常遥远的事情。

记得我的妈妈曾经和我说过，当我还在襁褓里的时候，她曾经看着我忽然问父亲："将来你是否会干涉她的婚姻自由？"妈妈说，爸爸当时骇笑，回答说："你现在问这个问题是不是未免有点太早了啊？"……

在我结婚前夜，妈妈把这件事情讲给我听。她说当日的情景现在想起来真是历历在目，而一转眼，我真的居然要出嫁了。

婚姻这件事，说起来挺奇怪的。很小的时候看过一个女作家说："谁会傻到和自己深爱的人结婚？"就这样没头没脑的一句话，让人琢磨不透。后来又看到还是这个作家说："若是结婚，一定要嫁给自己深爱的人，这样在未来冗长、龌龊，布满荆棘的婚姻道路上，想起彼此曾经深深相爱过的日子，才会有坚持下去的力量。”那时候觉得真是奇怪，这个作家一张嘴，把所有的话都说完了，到底是嫁什么人才对？

亲爱的宝贝。在我自己终于走入婚姻这件事之后，我忽然发现，其实这个作家的两句话都是对的，只不过需要在不同的时间和场合下相信。年轻的时候若是失恋了的话，就把第一句话当座右铭好了。但若是真的结婚了，那么一定要记住后一句话，并且把它当成婚姻的真理。

婚姻这件事，还有一个作家也说过一句经典的话：“就好像黑社会，其中的名堂和各种道道，不足以为外人道也。”哈哈哈，真是绝妙的比喻，经过婚姻的人，慢慢在磨练中都会体会到这句话的真谛吧。

其实，婚姻和爱情一样，都是人类永恒的话题。有太多关于这件事的种种说法。类似什么“婚姻是爱情的坟墓，但如果没有婚姻，爱情就死无葬身之地了”，再比如钱钟书老人家的那句最经典的句子，他把婚姻比喻成一座围城：“城里的人想出去，城外的人想进来”……

好了，说了这么多别人的看法和观点，妈妈来和你简单探讨一下自己的婚姻观。在我看来，恋爱也许是两个人的事情，但是婚姻有时候不是，会演变成两个家族的事，你需要面对的不仅仅是你的另外一半，以及这个人的三姑六婆，当然更重要的是对方的父母亲。如果你们夫妻俩相安无事，家庭和睦倒也罢了，若是弄出什么不愉快的事，呵，你就会发现不知道从什么地方掉下一群“天兵天将”，对你们的婚姻指手画脚、出谋划策。而其实，我得承认，大概这些都是好心好意，只是用错了地方罢了。

在我的观点里，婚姻，依旧是两个人的事情。外人，任何人在我看来都是夫妻两个人婚姻当中的——外人，是没有什么资格插手别人的家务事的。抛开双方的父母、亲戚不说，那些所谓的好友、闺中密友等等，在这个时候更是只会帮倒忙、添乱。也许他们的出发点依然是好的，但是所谓“清官难断家务事”，对于别人的婚姻生活，我的价值观是：若是你的朋友找你倾诉，听着就行了，如果对方问你意见，希望你给点建议的话，那么话说得婉转一点。中国的古话云：“宁拆十座庙，不毁一门亲。”尤其不要在这个时候和你的朋友一起数落对方妻子或者是丈夫的不是，将来一不小心成为“恶人”的几率实在太大了。而如果对方只是找你诉诉苦的话，带上耳朵，把嘴巴留在家里就行了。

婚姻实在是一门很高深的学问。甚至在我看来简直是一门技能，要掌握和熟练运用的话，EQ稍微低一点的人都做不好。说得悲观一点，婚姻也是一种合同吧，双方签署了诸多条款之后，就要履行义务、责任，不能违约、犯规等等。

其实，我也说不出婚姻的具体好坏之处。只是觉得，一个人的时候自由自在。两个人爱恋的时候也许可以说翻脸就翻脸，动不动闹意见也没什么太大的后顾之忧。而婚姻却不是这样，要懂得让步、包容、理解以及最重要的：信任。而婚姻在某种程度上给我带来的安全感，大概也是一般人所不能理解的，尤其是在这个离婚率逐渐高于结婚率的年代，结了婚也不代表放进了保险箱，可是我还是认为，婚姻是一件好事，可以让人学习真正的成长，做一个负责的人。对家庭，对另一半，现在还要对待你。

亲爱的宝贝，虽然我和你的父亲在几年的婚姻生活里，也曾经有大大小小的摩擦，争执甚至是纠纷。但一直到今天为止，我丝毫也没有后悔过和他的婚姻。尽管在遇到他之前，我曾经是一个意志非常坚决的不婚主义者，讽刺的是，我和你父亲，从相识到结婚，也不过是半年时间罢了。很多人都说，我们是闪婚。

可是我理解为，也许从某种程度上，所有的婚姻都是盲目的。试着想一想吧，无论你是相识半年、一年，或者三年五载，你能真的很了解一个人吗？下决心和对方过一辈子啊，不是三年五年或者十年八年，是一生一世啊，真是一种冒险，所以不过也一样是摸着石头过河罢了，不过是一种高风险的投资罢了，不过是一场赌博罢了。能白头到老的婚姻，在我看来，除了经营、维护之外，运气是必不可少的。

孩子，等你长大了就知道。婚姻也许未必是人生中不可缺少的组成部分。即使万一将来你也选择不婚，我也没有什么好阻拦的，那是你的自由，你的人生选择而已。但我想告诉你的是，缺失婚姻的人生，实在是多少有点遗憾的。就像那个作家说过的“黑社会”，其中的奥秘不足以为外人道，在我看来，婚姻里，也的确有很多只可意会不可言传的东西。

No.19

闺蜜，得到是偶然，失去是必然

我可以划船不用桨

我可以扬帆没有风向

但是朋友啊

当你离我远去

我却不能不感伤

——齐秦《朋友》

亲爱的宝贝：

几乎每个女孩子在青春的年纪里都会有几个特别要好的女性朋友。所谓女子闺房里的可以谈论私密话题的人，“闺蜜”，这个词实在太能显示出那种亲密的味道了。

妈妈的几个闺中密友，其实最开始都是我的听众，而我的听众又有太多太多，能有那么个别的几个人，从最开始的相识相知，到后来的无话不谈，其实现在想想，大概都仅仅是一种巧合。几年时间过去，经历过无数的风浪之后，最后依旧还能留在我身边的人，不过是一种缘分罢了。中国人是这样的，把很多用具体道理解释不清楚的事情，统统信赖或怪罪于那种虚无缥缈的“缘分”。

其中有一个女孩子，每一次我生病的时候她都会陪着我。

而我去医院挂水打针的时间，都是半夜，她就坐在一旁打瞌睡。等天亮了我回家睡觉，她就挣扎着去上班。把电话攥在手里，以防我有事打电话找她。有一年我住院，身边没有一个亲人，在手术单上签字的，也是她。再后来我在负责一本杂志的主编工作，我介绍学设计的她来完成美术设计部分的任务，那段时间她几乎天天挨我的骂，她永远低着头不说话。后来她曾经委屈地对我说："连晚上做梦都是我在教训她。"我们俩曾经试过为了这本杂志三天都没有合眼。后来她用收到的薪水，给我买了一块并不昂贵的手表，一直被我视作珍宝戴到今日。现在她去了一个江南小城工作，她后来开始独立负责一本杂志的工作，出版第一份的时候寄给了我，里面有一封信说：如果没有当日的你，就不会有今日的我。再后来她结婚成家，现在也已经升级做了妈妈，生活得很幸福，你也多了一个小妹妹。而她和丈夫都是因为收听我的节目，才相知相爱最终走到一起的。

还有一个女孩子，她的样子看上去乖乖的，甚至还有一点点害羞。我凭着一种莫名的直觉留下了她做我的助手。后来的事实证明我没有选错人，她非常细心而且乖巧，什么任务交到她手里都不用再操心。在我最繁忙的时候，她一声不响替我处理好所有的生活琐事，去邮局、银行，排队帮我缴付水、电、煤气、电话费，帮我搬家、收拾行李、打扫房间，给在录音棚里几天几夜工作的我送饭倒茶。周末的时候和我挤在一张床上看碟，听音乐。当我出版第一本小说的时候她已经去了外地工作，专程请假飞回南京给我捧场，那个深夜当我看到风尘仆仆的她拎着行李出现在房间门口的时候，我用被子蒙着头，好久好久，一句话也说不出来……现在她在京城最著名的电视台做节目编辑。

再有一个女孩子，曾经和我分担一套公寓的房租，我们在一个屋檐下共处了差不多两年的时间。她最清楚地看见我所走过的每一个脚步，知道我的每一件心事，了解我的每一个烦恼，分享过我的每一次喜悦，分担过我的每一次痛苦。我们俩无数次争吵得鸡飞狗跳，又无数次原谅对方和好如初。她有时候会像我妈一样干涉我的生活，但是当我需要帮助时，她会取出自己的全部积蓄压在我的枕头下，只为了让我不给自己的梦想留下任何一点遗憾。她永远会记得煮热豆浆给上夜班的我加餐，永远会在快要变天的时候替我在背包里装一把雨伞，永远会在逛街买衣服的时候替我也选一份礼物。在我要搬离南京城不再回来的时候，她没有说过一句反对的话，却一边替我打包行李一边趁我不注意悄悄拭去眼角的泪。我们曾经一起在一所学校里进修，她会把所有的复习重点打印成册留给我。我离开之后，她在那座城买了房子，说有一个房间永远留给我。

又有一个女孩子。她是一个比我还要刁蛮任性有时候不懂得人情世故的小朋友。但是她很聪明，又有一点天真，而且在我看来是一个对文字充满感觉、带有天生灵气的人。所以我收她做自己的徒弟，唯一的。即使她只是心血来潮用小聪明来写作，即使她有曾经做过让我很伤心难过的事情，但是她和我始终有很相似的地方：不喜欢人多的场合、怕麻烦、间歇性会犯懒惰的毛病，但大概就是这些相似吧，还有她无论有多么少不经事，但是内心里她始终是爱我的，会挖空心思每年为我准备生日礼物。当她知道你的到来时，也是在网上精挑细选了很久之后，第一个快递给你礼物。等等。所以到今天，我依然当她是一个亲人般的闺蜜。过去我工作，她读书，平日里很少有机会见面。大部分的时候是在网上联络，周末她就会赖在我身边吃喝玩乐。有需要的时候她会替我完成采访提纲、查找资料。在我非常难过伤心的时候，她会忍着困顿听我的心事。因为我知道她一定会替我保守每一个秘密。她现在也已经移居京城，买了房子安定下来，和初恋男友结婚了，虽然她好像还不懂得如何面对自己的新身份——妻子以及儿媳等等。作为师傅的我，有时候会在网上开导她、教训她。她有时候听我的话，有时候挤兑挖苦我，我们两个在对方面前有时候是闺蜜，有时候是师徒，有时候都是长不大的孩子在互相斗嘴，却充满乐趣。

最后的这个姑娘。省吃俭用买了一个可以录音的“MP3”，夜夜录下我的节目，编辑整理刻印成光盘给我存档。每次去外地做活动的时候，她都会跟着我，瘦弱矮小的她站在我身后并不起眼，但是她保护我的神情，就连一个彪形大汉的保镖也做不到。她是山西人，知道我喜欢吃山西陈醋，过完年返校的时候拎着两大桶醋一路从山西站到南京，只为了给我尝尝最纯正的家乡特产和小小心意。学医的她会小心翼翼观察我的气色、饮食，然后开药给我，甚至当我已经在广州生活之后，还时不时能收到她寄来的信和药物。女儿你还没有出生的时候，她就兴奋地去买了材料，自己亲手为你绣了两个漂亮的肚兜。对，我差点忘了，结婚的时候她从南京跑到西安，做了我的伴娘。我的第一本作品，长篇小说《礼物》有一部分的邮购工作，都是她一本一本包装了，写好地址，替我扛到邮局去的，将近一千本的邮购量啊，居然没有出过任何一本差错，只是她的手指上，有几个大血泡很久都没有痊愈。她现在读完了研究生，有一份稳定的工作，我一直期待她可以有快乐明亮的人生和爱情等在前面的路上。

这些女孩子，现在没有一个人在我的身边，却统统住在我的心里。而我，想破头也不明白，自己究竟都为她们做过些什么，使得她们如此爱护我。用“爱护”这个词在此刻是显得多么苍白无力。难道，仅仅是因为我的声音曾经在午夜感动过她们吗?

曾经，我们东倒西歪地躺在一张大床上东拉西扯一些不着边际的话题，一起吃火锅、唱卡拉OK、在马路边做游戏，在清晨6点的街头小吃摊吃一碗热乎乎的馄饨。曾经，我们都没有想过有一天，大家会分开得如此遥远。我们都以为，会在一起很久很久，直到老去。现在想想，那是多么可笑幼稚却美好的愿望。又或者，我们内心深处都清楚知道，有一天每个人都会渐渐拥有自己的生活，就像现在一样，疏少联系，偶尔问候。我有时候会在经历一些曾经共同经历过的东西的时候想起她们，哪怕是听到一首大家都喜欢的歌，我就会非常非常地想念这几个女孩子，想念到也想知道她们会不会也有这样的时刻想起过我，和一起走过的路。

亲爱的女儿，等你长大了，妈妈就会慢慢带你去认识这几个阿姨。她们虽然都生活在不同的城市做着不同的事，虽然她们性格爱好生活方式都各不相同，但是她们都有一些共同点，她们都很善良，都很优秀，尤其是，她们对你的妈妈非常的好。这种好，甚至超过一些亲戚对我的好。所以有时候我也能够在这件事情上想明白，老天爷就是用这样几个美丽的女孩子来弥补我曾经没有获得过的关爱。她们出现在我的生命里，才的确是一辈子的事。

宝贝，等你长大就知道，妈妈拥有她们是多么幸运的一件事。我希望将来的你也会有几个如她们一样的闺中密友，在你的灿烂年华里占有很大的篇章。可是，我还想对你说的是，终于有一天，你也要学会渐渐失去她们，得到是偶然，失去才是必然。

正因为是闺中的密友，所以当你走出自己的闺房，走入自己的家庭，她们真的会和你的生活渐行渐远。没有任何的误会、矛盾或分歧，只是——顾及不到了。但，千万千万不要难过。要记住，和闺蜜的相处之道就是：在一起的时候拼命享受快乐的分秒，分开了之后也大可不必刻意联络，那样只会增加大家的负担。而其实我们每个人心里都清楚，我们都是彼此青春的组成部分，是永远也抹不去的。

月亮没忘记

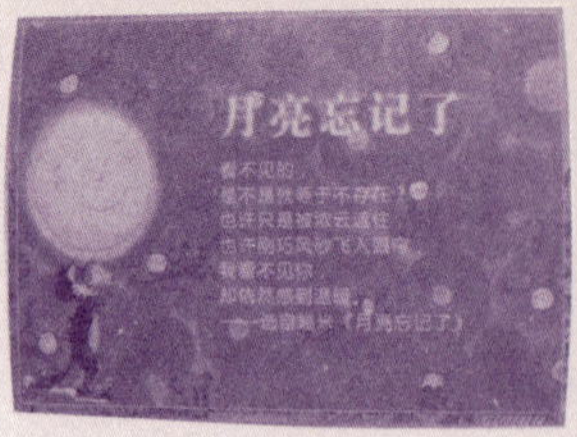

这张卡片来自我最喜欢的一本几米的漫画，《月亮忘记了》。

广州除了没有栀子花，还没有的就是荷花，尤其在炎炎的夏日，很难不叫自己去想念玄武湖后园那一池的荷花，柏油路被午后的骄阳烤得发烫，有小商人躲在凉棚下卖莲蓬和西瓜，甚至于提供暂时休息的绳床。两旁的杨树笔直地站立，有蝉鸣，风起就能听见整齐的“哗哗哗”声，友人逢蝉必念叨，那是她觉得最可怜的生物，七八年埋在泥土里，风餐露宿，换来的不过是几十天的酷暑才能见到天日。最热的时候，荷花的根茎都在打焉，摇摇的像快要蒸发化掉的野菜，池畔时有小鸟出没，却懒得挥动翅膀，而是别有趣味的选择跳跃，迎着阳光可以看见它们的喙尖尖地张着，像是人在大口地呼吸。还记得有一年夜游了中山陵，友人有点好笑地说，她听过的最动人的情话莫不是“如果你走了，我便放火烧了中山陵”。而这句话后来被写在了一张月亮忘记了的卡片上：“看不见的，是不是就等于不存在。记住的，是不是永远不会消失……我看不见你，但依然感到温暖……”短短一会儿的工夫就走过了几个朝代，想起来人真是非常的渺小，山水树石永远比人长在和长情。后来下雨了，雨珠大而迅疾，但分布稀疏，所以几乎没有影响到游耍。很有意思的是，阵雨过后由地面升腾出层层向上跑的水蒸汽，我猜是经过白昼长时间的暴晒所凝聚一起的热能源。一排排的法国梧桐真壮观，即使看过那么多个春秋，也仍然觉得是骄傲的事情。回去的时候又经过那片荷花池，全开了，她们在夜色里像一个个活的顶着帽子的士兵站在那里，我觉得有点吓唬人。但转念又想到，心为莲花，佛心苦渡。这样，也就释然了。

手机里保存的南京玄武湖荷花照片和看不见的脑海里存放的中山陵风景……

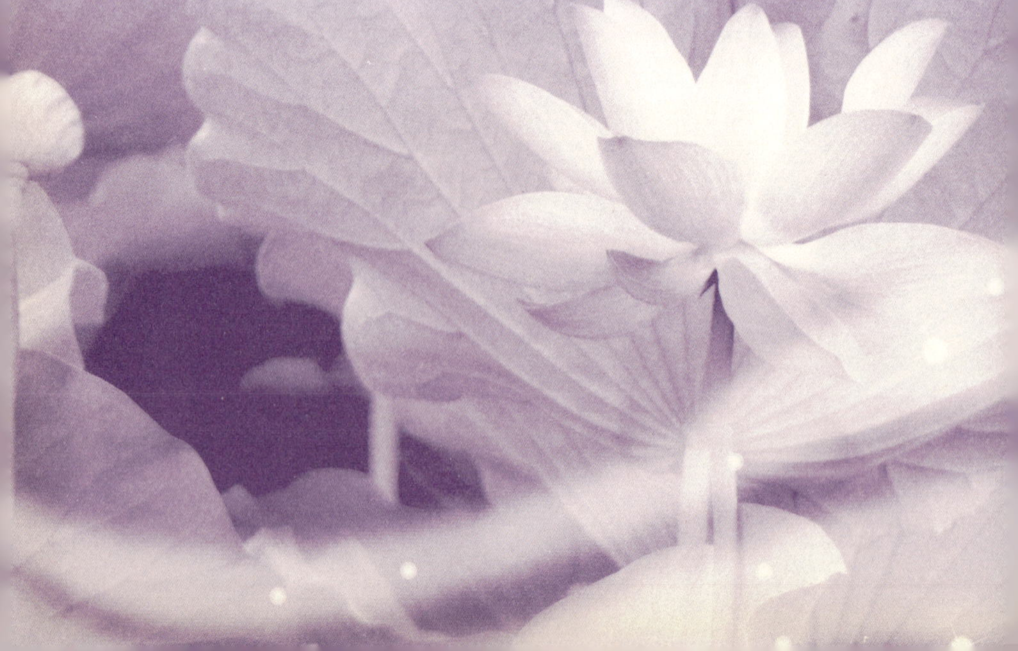

第七个月

过去我总觉得，唉呀，肚子那么大，丑八怪一个怎么出门啊？可是等我真正变成一个超级大肚婆之后，我反而愿意很骄傲地出门展示自己的大肚子，这一点，也是只有准妈妈才会感受体会到的变化。

各位准妈妈，进入孕后期，从第七个月到第八个月这段时间里，我想来自身体和心情方面的不舒服的感觉会越来越多、越来越重。在这个时候一定要记住：每天对自己说“加油”。还有，也告诉肚子里的宝宝：“用不了多长时间我们就会见面啦。”我相信这会让每个准妈妈稍微感觉愉快一点。

而另外一件也许会让准妈妈们觉得愉快的事情，我也建议在第七个月末、第八个月初去做，那就是，为自己拍摄一套孕妇照吧。

其实在整个怀孕的过程中，你都可以在家里用相机记录下每个月肚子的变化。我的“闺蜜妈妈”在肚子大了之后还尝试过这样一些拍摄，对着家里的墙壁，开一个小灯，墙上会出现一个很明显的大肚子的影子，拍下来留作纪念也很有趣。而我更加佩服她的是，甚至她去舞蹈学院借来了一些衣服和饰品，专门跑到风景好的地方去请朋友帮她拍照。光着脚不说，整个大肚皮都是露在外面的，脖子上挂着一串用鲜花串起来的花环，化了淡妆，坐在一块石头上作妩媚样。

坦白说，我敬佩和惊讶她的精力、体力之外，对她的这种心态无比羡慕。要知道，对于一个女性来说，怀孕是人生当中很大很重要也很特殊的一段日子，为这段日子多留下一些美好的回忆非常有必要。后来我看过她拍摄的那一套照片，真的可以用“惊艳”来形容，甚至超过了婚纱照。因为要做母亲时候的神态气质是完全不一样的。

而如果做不到外出拍摄，那么现在的一些影楼里都有艺术写真，对孕妇照这项服务也越来越成熟，没看现在很多怀孕的明星都在网上炫自己的大肚皮照片嘛。让朋友推荐一下，或者选择口碑比较好的摄影店，看看他们的设备如何再作决定。

为什么一定要在这个时候才做这件事呢？因为这个月的肚子已经足够大了，这时候拍也比较有趣，早一点显示不出你的肚子。另外这时候胎儿各个方面的情况也都是比较稳定成熟的，相对来说是“不怕一些小小的折腾的”。而再晚一些日子，怕你的体力跟不上。而如果这个时候你已经每天都觉得疲倦的话，那么我建议你的拍摄可以分成两天甚至三天进行。

至于化妆品，我建议你不要使用影楼本身的，最好自带。而且，如果有摄影师建议你在肚皮上画什么图案，最好就不要，个人觉得还是不太安全。如果非要在肚子上做点什么文章的话，那么贴一些图片花案点缀一下就可以了。其实露出你那漂亮的大肚皮本身已经很好看啦，如果你怕羞，就用一层薄纱遮掩一下。别忘了带上你的老公一起。你们“一家三口”的纪念，将来给宝宝看多么有意义啊。

在怀孕进行到此刻，我个人觉得有三件事情是每天巨大的工程：洗澡、吃饭和睡觉。非常辛苦。亲爱的准妈妈们，如果你看到这里，要相信：这个世界上每一个妈妈在怀孕的时候都要经历这一段时间的艰难。包括心情烦躁，看见一点不顺心的事情就想发脾气，我还是那句话：想发火就发，不要憋在心里，你的宝宝会更不高兴的。

“产前焦虑症”也许在这个时候会特别容易找上门来，深呼吸吧，所有产前的焦虑都是正常的。虽然现在很多医生也说，有些治疗产前或产后抑郁的药物也是安全的，可是我个人始终对在怀孕以及哺乳期间吃药有保留意见，如果你觉得自己的情绪实在得不到舒缓，用尽所有的办法都做不到的话，那么不要依靠肉身硬挨，去看一下专业的产科医生，或者尝试用中药调理。但是我估计医生也不会轻易随便给你用药，还是那句话：医生付不起那个“万一”的责任……而他们的回答，也许只是会更加深你的焦虑，在我的经验里：所有的医生关于你在孕后期的焦虑的回答大部分是大同小异的。

所以，你要学会安慰自己，告诉你自己：快了，快了，就快了……

另外，这个时候我可以每天和肚子里的小家伙做游戏了。晚上睡觉前躺在床上，敲敲肚子左边，过一会儿，肚子里那个家伙就会踢一下你敲的方向，然后再换另外一边敲敲看，TA也会改到你敲的方向再给你一脚呢……这是一个有趣的游戏，这是我们两个人沟通的方式，充满无限的乐趣。任何其他人也理解不了。

其实有时候啊，我看着自己的肚子，真是会有很奇怪的念头：小家伙，你每天在里面除了睡觉都做些什么呢？我好想知道啊，没有电影也没有书看，你会不会闷呢？越是这样想，我反而觉得：嗯，现在的我似乎比你还要轻松愉快一些啊，这大概也是"80后"妈妈的一种特质：想到自己还有得玩，别人却不能，心情就稍微好了一点。真是够孩子气的。

有时候当我看到自己的肚子被东一拳西一脚弄成多边形，甚至偶尔会踢疼我，我就会冲着肚子里的小家伙说："哼，踢我？看等你出来我不打你屁股。"而TA，有时候踢得更起劲儿，仿佛挑战我一般，有时候竟然真的乖乖不动了。也许你的医生会说，这是正常的反应，但是我却唯心地认为，宝宝可以听到我的话，明白我的意思，这是很有成就感的快乐方式。

在这个月给自己准备衣服的时候，要特别注意内衣的选择，比过去的胸衣至少要大三个码，因为不仅仅是最后这几个月穿，你要购买的，是可以哺乳的内衣。去一些孕妇专卖店你很容易能找到，那种不需要脱掉就可以哺乳的内衣。要记住宁愿买大一号，也不要刚刚合适。因为在哺乳期间，因为乳汁的分泌，你的乳房还会继续加大。比你所能想象的还要大，一定要记住啊。

渐渐从这个时候开始，肚子大得让自己觉得沉重难忍，那么也可以在专业的店里找到托肚子的腹带，但我个人就不建议用，因为尝试过之后，虽然肚子好像是轻了一点，但是总是有点紧，去厕所也绝对不是销售人员说的："一点也不影响，很方便。”

如果经常在这个时候还是出门，用手时不时托着肚子，也挺有意思的，另外一只手扶着腰，走路尽量慢一点就可以了。

过去我总觉得，唉呀，肚子那么大，丑八怪一个怎么出门啊？可是等我真正变成一个超级大肚婆之后，我反而愿意很骄傲地出门展示自己的大肚子，这一点，也是只有准妈妈才会感受体会到的变化。另外我很不建议在买孕妇服装的时候选择那种传统的背带裤，太不方便了。夏天的话最好就是选择裙子，如果天气不合适，那么裤子和上衣分开最好。估计一般准妈妈到了这个时候，也会尽量减少出门的机会。

而关于孕后期之后的饮食，因为我在广州的缘故，广州人煲汤是有一手的。在这个时候有一种汤很能排除你体内的胎毒，那就是蝎子汤。但我想北方人大概听到就觉得足够可怕了。那么，七八个月以后适当多吃一点可以帮助排毒的食物，对你和宝宝都有好处。

而那些一直禁忌的水果，凉性的。如果你实在馋得慌，我个人看法是：少吃一点不怕的。或者说，在整个孕期里，并不是所有禁忌的东西都不能吃，一口两口没问题的，你就当成是在给自己解馋的同时，也让肚子里的宝宝尝尝鲜嘛……

七到八个月之间，你的孕期检查就更加频繁了，有可能是一个月三次甚至是四次。你有什么样的疑问都可以说给医生听，不要怕医生不耐烦，你要知道对于他们来说，见过的孕妇太多太多了，可是对我们来说，每个人都是第一次当孕妇，我们自然有太多疑问需要医生解答。你也可以在网上的论坛里多多看一些其他妈妈的经验，但是仅作参考，包括我所写的也一样，因为每个妈妈的状况都是不同的，你也可以在里面写下自己的疑问，同样如果有人回答你，也可当成一种参考，全部都要以你自身的舒适为主。

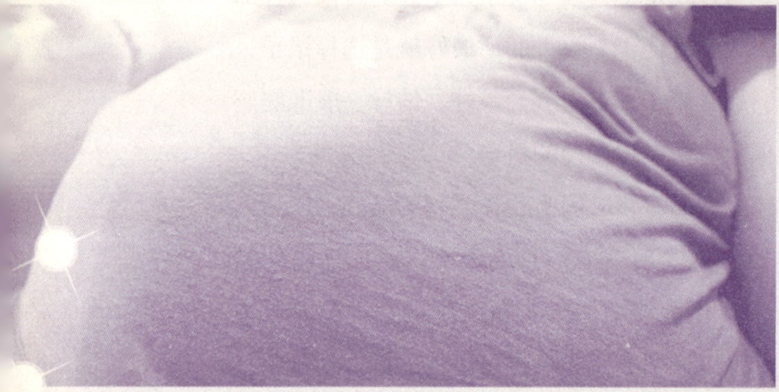

你正在里面拳打脚踢。

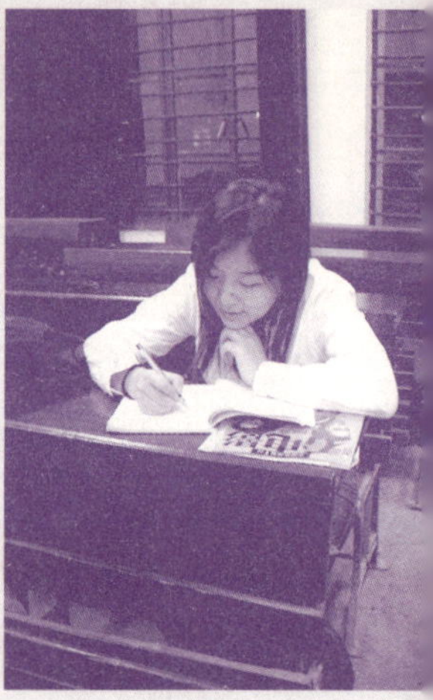

那白衣飘飘的年代啊……

摩登妈咪进化史

当我在学校的教室里一边写字，一边翻看电影杂志的时候，如果当时有个人拿来一张孕妇肚子的照片对我说：这是你的将来。我会马上报警……但是那个大肚子现在已经成为我的过去。女儿，你才是我的现在，有时候我会翻出一些藏在抽屉里的东西，里面是怀孕时候每次检查的B超纸和医生的账单（将来赚钱了要还给我啊，嘿嘿）。大着肚子待产的时候，难免有些焦虑，你爸爸和几个好友带我去郊外散心，心血来潮拍下一起的合影，咱们六个人，你在我的身体里，阳光下我骄傲地挺着肚子，得意洋洋，如同坐月子时候就开始上网敷面膜一样，嘿，“80后妈妈”的这些“不靠谱”是否在我身上诠释得淋漓尽致呢？也正是因为这个原因，让我动了书写这本书的念头——我，以及我们这一代妈妈和上一代、更上一代妈妈的不同，她们没有漂亮的母女装可以穿起来和女儿一起逛街接受行人的注目礼，她们不会顶着大肚子在烈日下出去爬

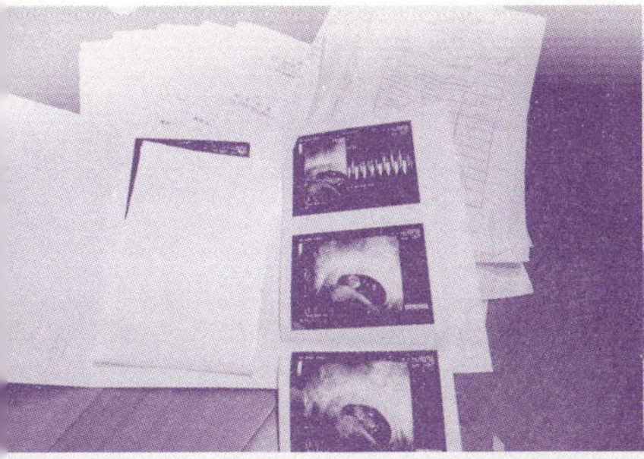

从生命的最初开始保存你的痕迹。

当然是六人行了。

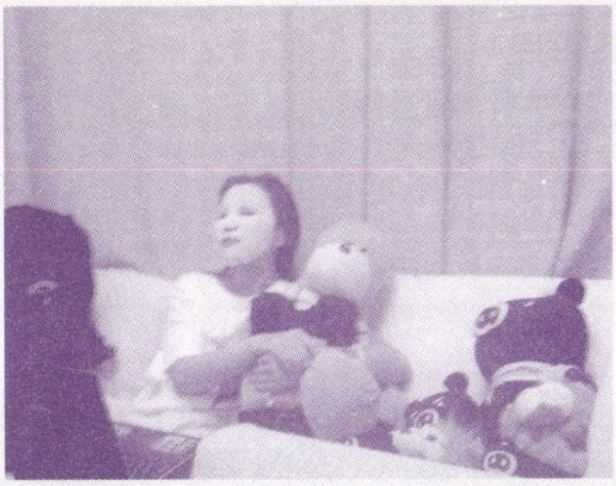

千万别承认自己是在坐月子。

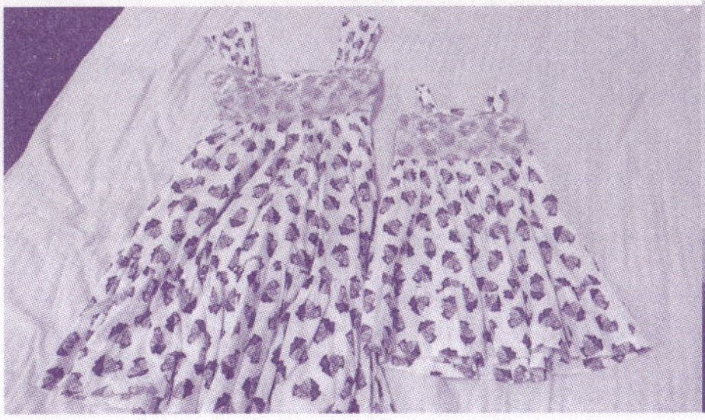

终于有人陪我臭美了。

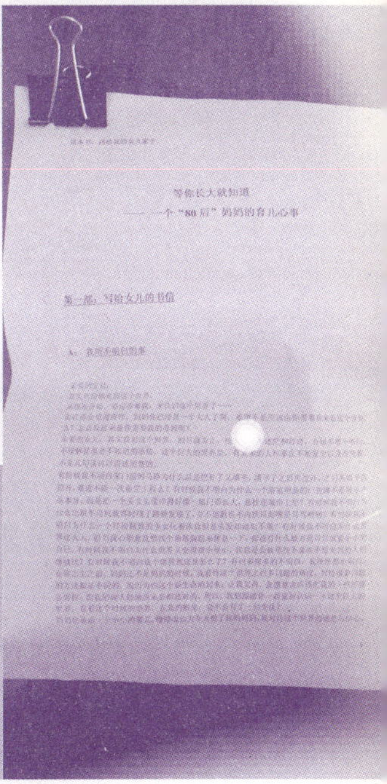

我手写我心，爱不能言，在你的眼睛里，我看到了另一片天地——这本书的最初稿。

山。她们甚至不会有机会或者条件看到B超纸上自己身体里孕育的小生命。而我在那些B超纸上看到你一点点的不同和每个月的变化……但我相信有些感受对每个妈妈都是一样的吧……当第一次在纸上看到你的小脑袋，小手小脚时，我在餐厅的椅子上坐下来，手一直在发抖，眼睛里慢慢涌起水雾一般的东西。我知道，少年时代终于逝去，未来也会变成曾经，但是曾经，就在这些照片、白纸黑字、B超纸和医生耐心的说明以及图解上，成为了我人生里最重要的，独一无二的永恒。女儿，谢谢你让我经历这些曾经。

No.20

在做作业这件事上，请一定放过你的妈妈

擦干眼泪微笑等开学

若地球转慢一秒钟

哆啦A梦请帮帮我

时光机借我去向你说声

谢谢爱我

——元若蓝《暑假作业》

亲爱的宝贝：

摸着日渐大起来的肚子，想象着出生后襁褓里的你，我和身边的人说："我真的觉得，孩子最快乐的时光莫过于现在这段吃了睡，睡了吃的日子。"

等你长大以后，我是说等你上了幼儿园，以及未来的小学、中学、大学……你的人生里，将会有很多烦恼，我几乎现在就可以肯定，一部分烦恼来自一种叫做"学习"、"写作业"的玩意儿。亲爱的宝贝，总是会把什么事情都想得很远的妈妈，现在就打算替你分担一点来自这方面的烦恼。

可以肯定的是，你将来一定会受到很好的教育。从第一天开始，你就会被送去大众口碑中所谓最好的学校，由也许是最好的老师传授你知识。在家里，你的奶奶曾经是小学数学老师，你的爸爸的英语水平可以不需要字幕看懂任何一部英文电

影，而你的妈妈从小就是语文课的佼佼者。但是，这些都不一定会使你成为一个好学生，第一名。而就算你成为好学生、第一名、其他孩子的榜样，我也不以为你一定会快乐。

童年应该是用来玩耍的，享受的，童年是将来长大甚至是老去时候留下美好回忆用的，而不应该是无休止沉浸在各种各样的功课中的。天生就喜欢钉在书桌前的孩子实在太少太少了，所以我甚至不大希望你做到100分，70分，70分足够足够了。从小学一年级开始，不，从幼儿园开始就可以了。

曾经和你外婆说，真的想等你会走能跑之后，送你到乡下去。那种天黑之后能看到萤火虫，下过雨的空气中弥漫着泥土清香的地方。夏天可以把从树上摘下的瓜果泡到井水里冰镇了之后大嚼。到老乡的地里偷土豆，然后用树枝串起来烤熟了当晚饭。爬树、掏鸟窝、下水摸鱼，会熟悉路边每一种野花的名字，一抬头就能看到满天闪烁的星斗……我希望你可以在这样的生活里成长到至少四岁，或者干脆在这样的地方上“天然幼儿园”。但没什么意外的，你的外婆听到我的想法，吓得脸都白了。而我这样的念头，连说给你的爷爷奶奶听都不敢，他们一定会当我疯了。

好吧，当我是痴人说梦好了。而现实一点，我想也许等你三岁以后，你就会被送去学习，也许是钢琴，也许是小提琴，也许是舞蹈，也许是其他……因为现在大部分的孩子都在学习这些，如果不让你也参与其中，爸爸妈妈会有一种内疚感和紧迫感，怕你将来长大了不如别的孩子。万一将来有一天你瞪着眼睛对我说：“为什么小时候你光让我玩，不让我学琴，现在我什么乐器都不会，在朋友面前多抬不起头啊！”天啊，如果真的有那样一天，我该怎么回答呢？那么再换一种说法，如果有一天，当你的琴声赢得阵阵赞赏时，你低着头说：“我愿意用现在拥有的一切去换回一个自由自在、无忧无虑、单纯、不学习、不写作业、不练琴的童年……”天啊天啊，那我又该怎么面对？那我会不会又有另外一种内疚感？嘿，这几乎是世界上最难的难题，我好想知道，别的爸爸妈妈都有没有这些也许是有点多虑的烦心事呢？

从小，我就不是一个传统意义上的好学生，大概是从小学一年级开始，我的数学成绩就在40分左右徘徊。班上有28个同学，我的排名是第25；有35个同学，我是32名；有42个同学，我是38名，呃……还有另外两个是留级生，他们的成绩是不算在排名之内的。那些年里，我的妈妈说她觉得开家长会的那一天，就是世界末日。好吧，今日我也成了妈妈，但是关于这件事，我已经作好了充分的心理准备。如果你的作业，你的功课一直都是佼佼者，那么自然皆大欢喜，而如果你也和小时候的我不相上下，那么，那么？那么！那有什么好奇怪和着急的啊？你完全就是像我嘛！哈哈哈……我愿意将来自己真的可以如现在写的这样轻松，上帝保佑。

另外，亲爱的宝贝，将来你在做作业这件事情上，请一定放过你的妈妈。不要指望我会指导你的功课，检查你的作业，在你不及格的作文本上签字。而如果你要学一些其他的特长，比如乐器或者书法绘画等等，妈妈可以负责接送你，但是别奢望我会在你练习的时候一动不动地坐在你身边“陪练”，因为这些都是你的事，不是我的事，是你的学习，不是我的，是你做作业，不是我不是我，因为我已经做够了。

可是宝贝，我却又很希望你能拥有一份特长，小小的就可以。并且是真正自己喜欢的。就好像妈妈，虽然一直到读完大学，很多功课都是靠作弊、走后门、补考、请客吃饭，才能勉强过关的，但是妈妈的作文从小学一年级就是第一名，入选

《优秀作文选》，在全市的作文比赛中拿奖，在报纸杂志上发表文章，再然后干脆写书，现在居然也会被人称为作家了。其实这也并不是我的刻意努力，只是我真的比较喜欢写，时间长不对着键盘敲点什么我就浑身不舒服。我大概，只有在这件事上，是多少有点小小的骄傲的。所以，将来你长大之后，你所选择的，想要得到的“特长”，请一定是你发自内心喜欢的。

女儿啊，等你长大你就知道，在完成学校布置的各类课程作业之外，有许多被老师定义为“闲书”的玩意儿，才是真正充满乐趣的，它会让你看到一个又一个不一样的，五彩斑斓的世界。等你长大就会发现，你的爸爸妈妈拥有的藏书，足够开一个小小的书店。又也许等你长大，你会对读书这件事不屑一顾，连对妈妈的书也嗤之以鼻。如果真的是这样的话，等你在沉重的作业中抬不起头的时候，我一定会躲在你背后偷偷地说：活该……

许我向你看

在《不在让你孤单》里面我写过与我先生相识相知到相许的如童话般的故事，转眼结婚已经将近三年了，并且有了快满两岁的女儿这个小天使为伴。好多时候我看着眼前的一切和过往的曾经都觉得不像是真的，婚后的生活平淡而满足，似乎就是“他主外我主内”，当然，我们之间也会有争执、吵闹，甚至是冷战。有次他不在家，我独自一人翻看很多两人的照片，忽然想起木槿花来。这种花的花语是“温柔的坚持”。其实那晚我们之间是有点小小的争吵的，但我看到那些照片，想起那个秋天他对我说他会照顾我一生一世的，我在那个瞬间特别想告诉他知道：我是那样相信他的话，认定他是说到会做到的男人。忽然就莫名其妙地想起那句歌词：许我向你看，也许是因为其实这三张照片都是他在不同的角度看我呢……少年时代最爱的诗句，情到浓时反转薄。事隔多年，为人妻为人母以后，我终于明了其中的含义，原来那才是爱到深处的极致，不是不爱，而是爱得更加温柔。当燃烧的激情散尽，总有什么还剩下——是呵，日子在柴米油盐里安然度过，琐碎有时，唯有庆幸这一路不再孤单，待我们双双老去的时候，还有爱情来过的芬芳，似热恋时的背影，永葆一颗清丽的心。

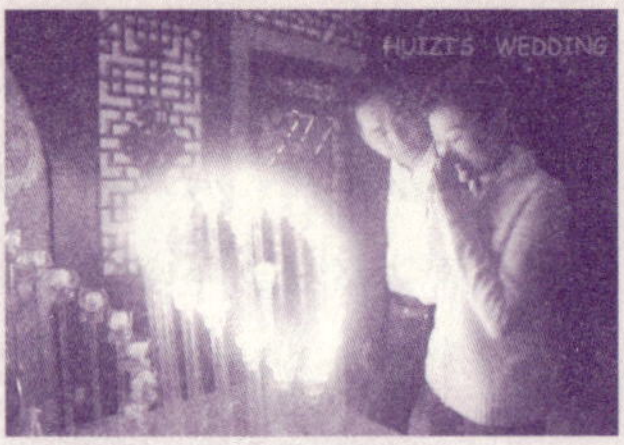

合上双手，愿意做尘埃——尘埃里开出的花朵。

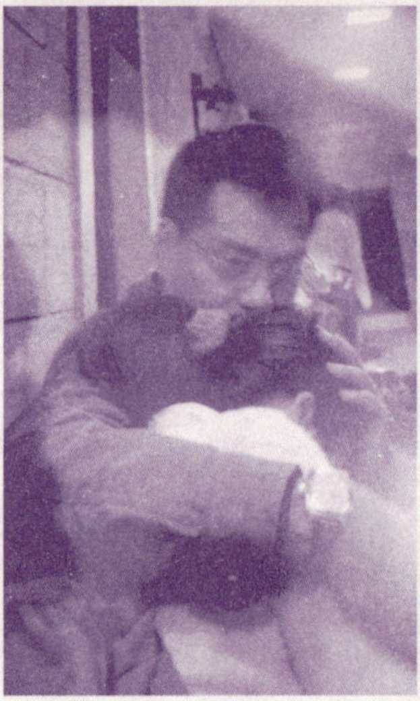

拥你入怀，许愿三世。

或深或浅，且远且近。陪着你走。

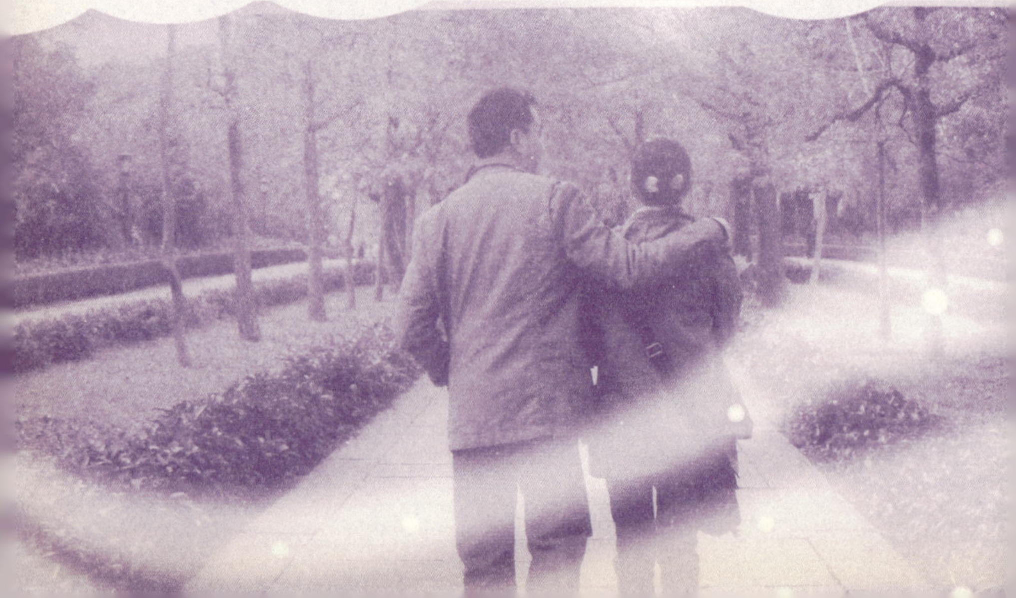

No.21

考试作弊——尘封进轻狂年少的岁月

我们得到，我们得不到。我们拒绝，我们被拒绝。我们隐瞒，我们被隐瞒。不是只有我们这样，这样想，我就不觉得难过。

——《那让人忧伤的是什么》

亲爱的宝贝：

我曾经和你探讨过关于写作业这件事情的。但是我忘记告诉你在做作业之外的另一件，应该说是更痛苦的事情，就是考试。记得小的时候，老师总是对我们说："作业，就是用来检查你们上课听讲的接受程度的。而考试，就是用来检查你们做作业的认真程度的。"不过说实话，一直到今天，我也没明白考试的意义究竟何在？何在！

但是，女儿啊，在你的校园学习生涯结束之前，考试几乎是你的人生重心。前几天和你爸爸在街上看到几个大概只有十五六岁的少年人，男男女女，穿着很漂亮的校服，哼着流行歌曲，一蹦三跳从我们身边走过，真是引人侧目。青春啊青春，我忍不住羡慕感慨，而你爸爸也表示赞同，不过他又加了一句让我更加赞同的话："一想到他们明天要考试，我就幸灾乐祸觉得很爽。"哈哈哈哈，我们真坏。

女儿，在你将来要面对的考试问题上，我更是束手无措。

大概将来看到你挑灯夜读要迎接考试的时候，我会很心疼，不会像刚才说过的那么幸灾乐祸，但是如果真的要我给你提供一点帮助的话，嘘——你不要告诉任何人，妈妈说给你听一些关于对付应付考试的方法吧。嗯……有一个词叫做：“作弊”。你将来一定会懂得，并且，最好能不动声色掌握这门“技术”。

作弊的方法种类千奇百怪。我们中国古代的先人都有很多经验。南京城里一个著名的江南贡院，有一个陈列室专门摆放古代学子作弊的工具。有夹带的纸条，有在袍子里写满的文章，最让我称奇的是在一根老鼠毛上足足写了几千字，哇——视力真够好的哈。

妈妈在读大学的时候，有很多枯燥乏味又深奥难懂的科目，差不多都是依靠作弊才能勉强通过的。比如高等数学。很简单喽，和成绩好的同学搞好关系，坐在对方右下方的位置上，几乎可以看到大半个卷子的计算题。选择题就更容易了，ABCD用四根手指全部搞定。是非题，挠头是对，托下巴是错。

再比如一些文科考试，大部分需要死记硬背。写小纸条是最方便也是最危险的，容易被老师没收。所以我们用另外的方法对付。记得那时候好几个难兄难弟都会连夜点着蜡烛用铅笔把复习重点写在桌子上，很浅很浅，老师经过是看不到的，但是如果兄弟们眼神够好，用写在桌子上的玩意儿答个60分完全没有问题。不过，魔高一尺道高一丈。曾经有那么个老师，让我们在发卷子之前全部人前后左右换一下座位，每个人要记录的重点都不一样，结果那门课程抓瞎的同学太多了。后来大家吸取了教训，下一课考试的时候，管它前后左右的桌子上统统写满了，嗯，几乎一夜没睡，直接吹了蜡烛继续上考场。可是那个老师拎着个水桶，胳膊上搭着几条抹布，风度翩翩进了教室，看看手表说："给各位15分钟擦桌子，然后咱们再考试。"那次更惨，我的同学们几乎全军覆没。

但是这件事，连同那个外号"杀手"的老师一起，成为了非常难忘的校园记忆，尘封进了轻狂年少的岁月里。我们曾经私下里议论过："杀手"就是背对着你，你也不敢作弊，她脑袋后面都有眼睛的！

曾经开玩笑说过，如果真是要写关于作弊这件事，我大概可以写一篇论文供师弟师妹参考。但实际的情况是，在大学里，有一次最难忘的考试经历，是任何人也模仿不来的。

现在还记得那个老师姓郭，是一个丧偶的老教授。因为我读的是子弟学校，晚上听到妈妈和来家里聊天的阿姨提起这个老师，据说是有意想和离异多年的妈妈"交个朋友"。后来当我无意在新学期的课程单上看到那门非常难的科目的代课老师是他的名字之后，我就压根儿也没有去上过一堂课。到了期末最后一次总复习的时候，才揉着眼睛去拿考试条。郭老师发现了我的恶行，当着全班同学的面告诉我：因为整个学期都没有看到过我出现在课堂上，所以即使考100分，我也不会有成绩。我不动声色等他发完脾气下了课，趁着他收拾讲义的空当蹭到他身边，低声下气地说："郭老师，我妈妈最近身体不好，我经常要照顾她，所以……你知道的，咱们子弟有时候……"郭老师打断我的话反问："子弟怎么了？最讨厌的就是你们这些子弟，不把老师放在眼里……"然后很自然接着问了一句："你妈妈是谁啊？"

我就是在焦急等待他这最后很自然的一句问话，于是迅速报上妈妈的大名，接下来就看到郭老师的脸仿佛抽搐了一下，然后他看看我，用无法形容的表情看了又看，之后拿起讲义，丢下一句"好好复习"，就气呼呼地离开了。

那门功课的成绩，女儿，你猜猜妈妈考了多少分啊？嗯，你一定要答应替我保密，一辈子也不要告诉你的外婆这件事，不要让她知道那次我的成绩是90分唉，不然她一定饶不了我……

好了，曾经的往事当作笑谈一样讲完了。我甚至现在就开始有点期待，不知道将来长大的你，会如何对付考试这件事，也许你真是天生聪慧，过目不忘，把征服考试当成一种乐趣和获得成就感的方式，那么我的担忧实在是有点多余。但也可能，在面对很多枯燥乏味的科目的时候，你也会想要走走“捷径”。女儿，我实在认为在我们学习的过程中，有些课程实在和垃圾无异，但如果你不吞下这些垃圾，你也别想过关继续升级。那么，请你聪明一点，机灵一点，躲过监考老师的耳目，用作弊的手段获得60分，一点也不丢人。我不会在这个事情上惩罚你。绝对不会。

等你长大之后，你不会如古人或者我们那么费劲地抄纸条，你们的时代越来越高科技，虽然现在手机也已经没有办法带进考场了，但是好简单啊，冬天进了考场，在袖子里装一个小巧的“MP4”，用长发遮住耳机，把一些需要的资料输入机器，开小声点一边听一边写就成了，记得录音的语调要慢一点，必须跟得上你手写的速度。

好吧，我可以肯定，看到这篇文章的大多数人都会叹气摇头说我是个坏妈妈，不称职的妈妈。不过没有关系，我是一个什么样的妈妈，只有你有发言权。你愿意选择听从我的馊主意，或是鄙视我的所作所为，我都不会介意。

亲爱的女儿啊，等你长大就知道，所谓作弊这件事，也就是在校园里，偶尔的科目上可以为之，等你走入社会，很多更加枯燥乏味的人生题目，即使你想投机取巧都不会有机会。你必须脚踏实地地完成，才能获得自己想要的成绩。

所以在我的观点里，学校里偶尔为之的考试作弊，实在算不得是什么丑陋的大事。当然，这完全是我一个人的观点。在这件事情上，我现在就和你父亲有很大的分歧，他从头到尾都很鄙视作弊的行为，所以他会宁愿你不及格，也不要你作弊，在他以及更多人看来，作弊是不诚实的表现，是丢人的行为。我却以为，作弊不丢人，作弊被抓住了才丢人，哈哈哈。这恐怕还真是代沟呢……

当然妈妈也希望你会是一个诚实的人，尽管我还是不觉得，作弊就意味着做人的不诚实。我见过太多考试不作弊但照样虚伪不堪的人。我们都不需要你用考试成绩证明什么，但是在令人悲观的现阶段教育制度下，有时候很多东西，让我觉得很遗憾。现在和你说这些，也许太过沉重。女儿，等你长大要做一个诚实的人，即使作弊，也要作得诚实，我的意思是，要告诉妈妈，你打算在哪个科目上玩猫腻，怎么玩……

非常喜欢的一只小狮子的玩偶，也许因为我是狮子座，也许……总觉得她的眼神很忧伤。

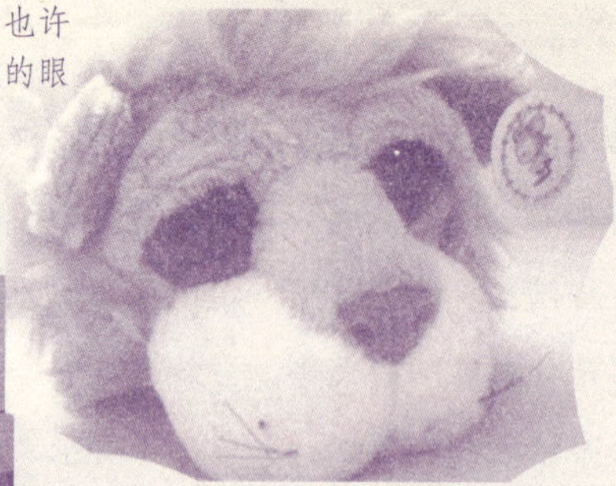

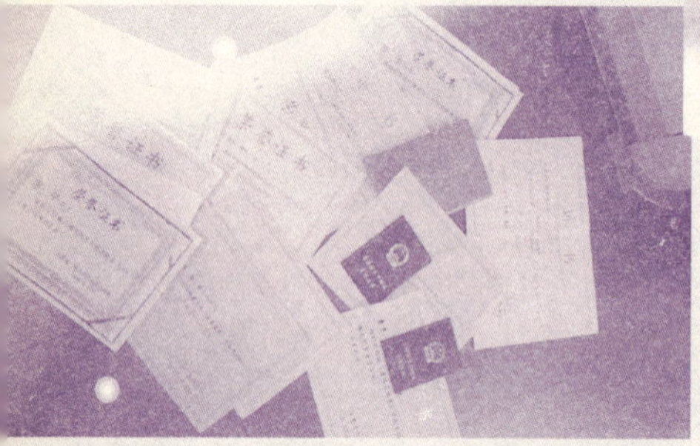

那些在电台拿奖拿到手软的日日夜夜。

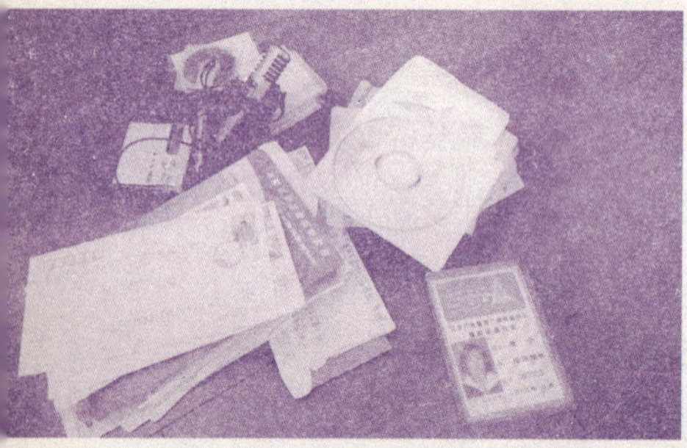

给自己留下的电台纪念，工作证、听众的信……仅仅只是冰山一角。

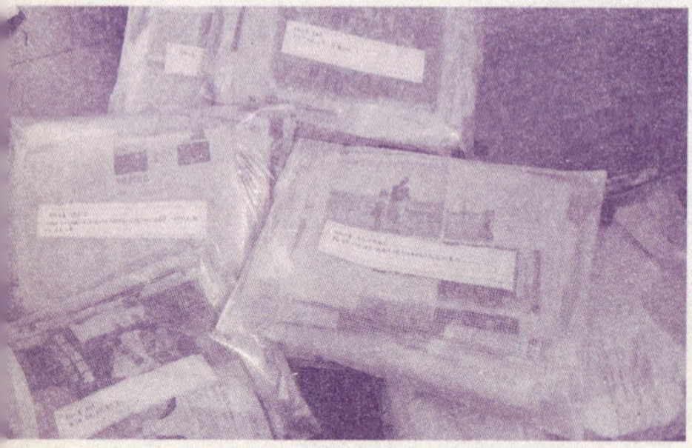

这么多年来仍然有剪辑报纸周刊的习惯，想来做一块随时吸收的海绵还真是辛苦啊。

狮子原来是海绵做的面具

你来到这个世界的时候早就没有了三从四德、君臣父子、男尊女卑等等既封建又好笑的条款，但是却必须要记住，五讲四美、尊老爱幼是最珍贵的美德之一。是呵，美德不会过时，更不会老土，它们是这个社会被安全维持的妥善价值观，你也许会觉得好没有意思，既不刺激，也无新鲜感可言，甚至于有了迂腐落后的微词抱怨，狮子座的妈妈难道也如此保守？答案当然是“不”，可是又不完全“不”。其实我想说的是，我们可以做“体制之外”的快活小人儿天南地北任逍遥，但是却不能没有规矩和方寸。比如在电台的时候，进出必须有这个四四方方的工作证，要按时打卡，迟到早退都要被扣罚奖金……你将来当然也会知道妈妈的劣迹，心情一不好就打碟循环，一小时的节目只反复播一首歌曲。可是妈妈在偶尔的放马南山之余也获得过许许多多的荣誉证书，多到有的时候都不大好意思拿出来炫耀，这又是怎么回事呢？你一定奇怪极了。哈，答案就能在那只小小的狮子玩偶身上尽数找到——是呵，她强势霸气做事有责任心和毅力，不达到目的决不罢休，同时她也虚荣好胜风风火火。但是你有没有仔细看见她的那双眼睛，眸子里有的是数不尽的忧伤，那里永远将有一方土地留给一个小小的自己犯迷糊，耍性子，看春花悲秋月。而耀眼的光芒后面需要同样强大的付出，那是没有捷径可以走的，更无法逞强，你看那么多的剪报收集正是必须做足的功课啊，时刻做海绵才能源源不断地有后备的供给力量，这样前方才不会粮食供给短缺。很多时候，妈妈就是这么一只海绵做的狮子，至于眼神，你会看穿吗？

No.22 如何尊重老师，以及——反抗

对我来说说得太多
也许不能让我改变什么
你凭什么说是谁对谁错
我的耳朵听得太多
我应该要这样那样地做
是不是应该听我怎么说

——李宗盛、周华健《我有话要说》

亲爱的宝贝：

老师是这样一种“生物”：基本上，少年的时候你会觉得他们大多数面目可憎，尽管那时候他们其实风华正茂。等你长大成人有机会再看到他们，你会忽然发现他们亲切和蔼，充满智慧，虽然这时候他们大多数已经白发苍苍。

女儿，在你的成长岁月里，大概前二十几年，除了对着我和你爸爸之外，和你接触最多的大人，恐怕就是老师了。你最好早一点开始学习如何与老师相处，如何尊重他们，以及——反抗。

其实在我的概念里，遇到什么样的老师，也是一种机缘巧合。运气好的话，你的求学生涯里，会有那么几个老师，让你终身受益。但是几乎每个学生都会遇到几个老师，让你在未来

的岁月里回想起来都不寒而栗。

前几天我和你爸爸的一个同学一起吃饭，两个当年初中同级不同班的大男人，几乎花了大半个晚上发牢骚控诉那个当年“残害”他们的老师。由此可知，当老师也真不是一件容易的事情。

我当学生的时候，几乎所有的老师都对我感到很头疼，提起来真是人憎鬼怕的。因为我不仅成绩差而且性格不羁。有的时候，我会公然顶撞老师，当着全班同学的面不让老师下台。

先说一个小故事给你听：那大概是15年前早春的一个下午。西北的冷雨滴在脸上，冰渣子一般刺骨而提神。初一班里暖气的作用下，混合着生物老师的喋喋不休，瞌睡虫像盯上了大便的屎壳郎一样轰都轰不走。

女老师在这个时候叫起了一个女生问：“蚯蚓是什么生物？”

脸躲在袖子里睡熟的女生被惹了好梦，很是恼怒，冷冷地说：“我又不是蚯蚓它娘我怎知道？”顿了一秒有了新的答案：“是蛇的私生子。”女老师并不感谢女生的幽默使得全班同学睡意全无，反被女生的无理激得泼性大发：“你是什么玩意啊？你的脑子让狗吃了啊！你才是谁家的私生子呢！没人管教的野东西滚出去！”女生踢翻了凳子一言不发地在雨里站了33分钟一直到下课之后又被老师拎到教导处写检讨。但是她脸上始终没有泪也没有表情。嘴角还挂着零星的熟睡时流下的口水印。

这个动不动就问候学生祖宗的女教师，第二次课上到一半的时候习惯性地打开杯子盖喝了一口水，讲台下传来很小的、压抑的、拼命忍住的笑声。一口，味道好像有点奇异。再一口，抿一下嘴，低头看杯子……停顿、尖叫、跌跌撞撞冲出教室门，大声大口吐了起来。

那个漂亮的女教师专用的搪瓷杯子里，有一些黑糊糊的生物，那是一只被大卸八块被五马分尸被粉身碎骨了的蚯蚓。

初一那个班因为这件事被停课三天。白头发校长亲自作了类似美国片里特工审犯人似的一个一个过堂盘问。那个嫌疑最大的女生，在全班同学，包括第一名、班长、学习委员乃至生物课代表在内的“齐心协力”下，证明了“清白”。

后来这件事情不了了之。那个刚刚毕业不到一年，还没弄清楚学校有几个门的女老师很快就调走了。估计她一辈子也忘不了自己在刚刚走上神圣讲台时遇到的这场“劫难”，也不会再轻易对学生的长辈出口不逊了。

女儿，这是一个真实的故事。那个在操场上享受了一场冰雨，后来害过一场肺炎的女生就是你的妈妈。多年之后这件事已经几乎被所有人忘记了。可是我依然记得。如果有机会，我希望可以亲自向那个女老师说声“对不起”，但是也许命运不会给我这样的机会了，于是宝贝，我只能借着写给你的信，向那个老师表示道歉。尽管我以为，她那样对我说话，即使我当时只有十几岁，也是非常大的错误，是一种人格的羞辱。

在我对于老师的全部回忆里，只有中学的语文老师，留给我最美好的印象。因为中学时代的我，作文成绩实在优秀得吓人。那几乎是我唯一能在班级里抬起头的科目。所以自然会得到语文老师的宠爱。到今天我还保留着她给我写的长长的作文评语：“……你很有才气，你敢怒敢乐，喜怒哀乐尽在笔下，走文学道路应该是你的最佳选择，但是令人忧虑的是，现在的学校教育无能培植你的特长，因而你也常受到冷落，对此我也感到很遗憾……我只能告诫你，先完成现阶段的学业，将来才有机会走更专业的道路，多读书，读好书……把眼光放得远些，再远些……”

宝贝，等你长大，妈妈会把那张保存了近20年已经发黄的评语拿给你看。那个下午，因为看到这些话，我对着窗外灿烂如菊的阳光独自痛哭了很久很久。我必须要承认，在自己年少时，因为学习成绩的差劲，几乎没有什么同学愿意和我交朋友，他们的家长也不愿意，怕我会带坏他们的孩子，只有这个老师，那么真挚完整地爱着我。只有她，发现并呵护着我身上微弱的闪光点，如果不是因为她，也许我早就放弃了。

还有我中学时代的班主任。她是数学老师，可想而知，我令她多么头疼和遗憾。但是她却不并总是宠爱那些听话的成绩好的乖宝宝，她对待数学成绩只有二三十分的我依然一视同仁。她甚至有些嫉妒我和语文老师之间的感情。所以当有机会由她带着我去参加西安市的演讲比赛时，她用买给自己女儿最漂亮的衣服装扮我，而我，不负众望拿回了奖状。

当我结婚的时候，邀请了当年的班主任，她开心的程度就好像是自己嫁女儿。而语文老师，在回西安的时候，我也去看望她，送她自己的作品，她还写来了长长的读后感，她甚至在信里说："千万不要因为老师当年对你的偏爱而背上沉重的心理包袱……你要知道，每个老师都会有那么几个学生是特别偏心对待的……"而她之所以会写这样的话，大概是觉得我的固执：从当年编辑杂志一直到今天自己写书，我坚持不肯她买，而一定要亲自送给她。对于我来说，这实在是应该做的，可是老师却还是把我当成孩子，怕我有压力。这种情意，我恐怕今生也偿还不清了。

我想，这两个老师，也将会是我终身的朋友，在我已经为人母的今日。尽管当年，我也没少挨这两个老师的教训。但是我却在今天，只记得她们对我一点一滴的好。

宝贝，其实我只是想用妈妈的例子让你知道，我眼中的好老师和坏老师。当然我也很明白，当日我在他们眼中是顶呱呱的坏学生典范，今日……我就说不好了。其实是什么也都不重要了，好学生和坏学生一样，并不是一件事或者仅仅是学习成绩能判断的。亲爱的女儿，等你长大你就会知道，那个日日教训你的老师未必不是你日后的恩师。但是如果他的教训里掺杂了太多的个人感情，或者在他的言行里有侮辱你的字眼，那么请你以牙还牙不必客气。有什么后果的话，有你这个从小就不是好学生的妈妈来承担，为你撑腰。

女儿，等你长大进入学校读书，请你首先学会一件事，那就是独立的思考能力。不要把所有老师的所有话都当成圣旨。老师也是人，也有犯错误的时候。所有人都一样，喜欢把自己的观点强加在别人身上，所以有时候，听听就好，不一定当真照做。包括我的话。

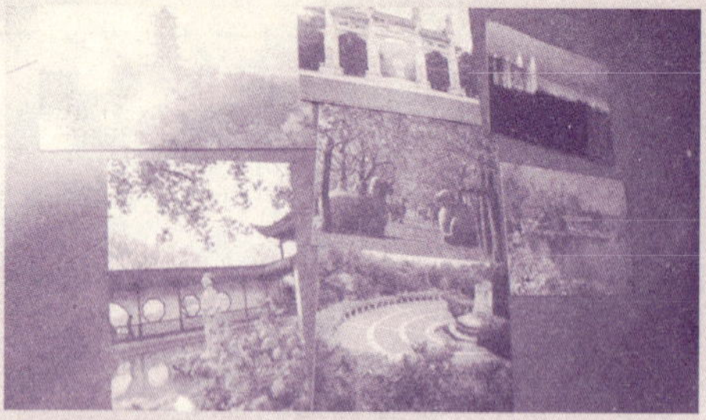

今年生日的时候远方的“耳朵”给我寄的七张明信片，分别取自南京各个著名的景点。

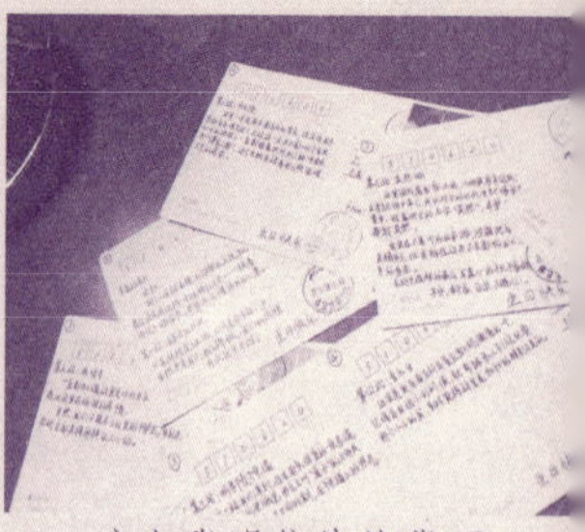

这七张明信片的背面深情款款地写着对我的想念，在每一个日落黄昏，夜半天明。

爱我的“耳朵”用几米的漫画做的屏幕保护图案，我用了很久也舍不得换掉。

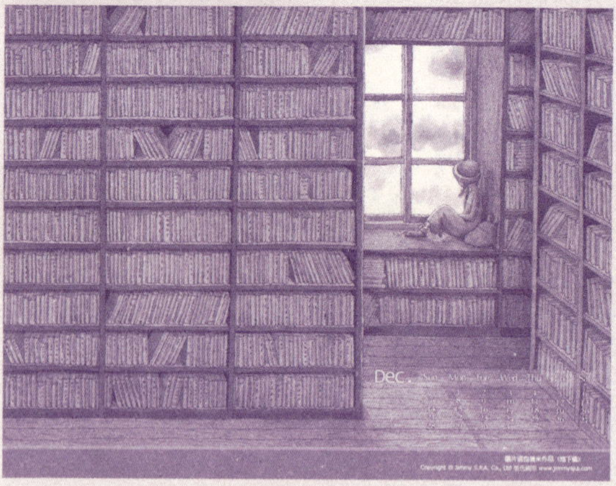

还是爱我的“耳朵”下载的几米漫画的电脑桌面，我一直奢望可以拥有这样的书房，如今愿望总算实现了。

没有人知道我有多爱你

“没有人知道我有多爱你”……嘿女儿，我必须坦白这句话在对你说之前已经对另一个“小女儿”说过了，别急，不要吃醋……对呀，她就是那么多年以后我仍然万般依恋千般相思只能午夜梦回的小小直播间和话筒——就是她目击了我在第二故乡南京的七个春秋里的青春岁月，那真是最好的时光啊，离合与悲欢同在。也许你很快就会问我，这些来自陌生地方的邮件来自哪里又为什么会落到我的手上？哈，简直不能不骄傲起来，拿其中“一双小耳朵”的话即是：“在半梦半醒之间听到惠子的节目，我发信息给朋友：一瞬间觉得，我可以为这个声音去到天涯海角……”而这些白纸黑字我则深深地以为代表承诺，说过的话永不反悔。是呵，我也曾经，或许以后还会是远方某些人思念的一部分，这点就足够了。

第八个月

我家这个小宝贝，到了预产期还是没动静，就打催生针。用医生的原话是："一般情况下，催生针打了之后，半天内都会有动静的。"但是从早上8点开始打，一直打到晚上8点，破了医院打催生针的记录，这孩子依旧没动静，无奈之下，我挨了一刀——剖腹产带她来到了这个世界上。

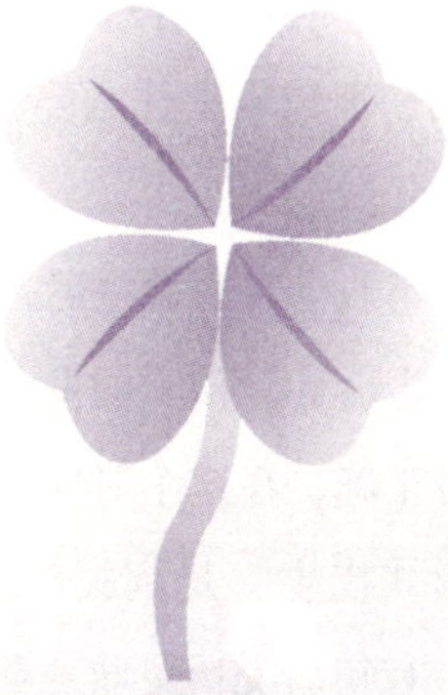

八个月。伟大的准妈妈们，已经到了最后的一段时间了。加油吧!

其实，32周之后的胎儿从医学的角度上来说，已经逐渐足月了。所以从这个时候之后的每一天，你的孩子随时都有出生的可能，当然也许会被称做早产，但是那也不必担心，现在的科学技术，足以应付。现在社会，准妈妈的压力一般都比较大，所以很多孩子提前一段时间出生是非常正常的，在迎接新生儿这件事上，到了这个时候你就要逐渐加强心理和其他的准备工作了。

所有的怀孕指南上都会告诉你，最后这一两个月，是最艰难的时刻。所以才说要在之前的两三个月里准备好一些宝宝出生后的必需品，因为最后这段日子里，你几乎连在家里溜达的力气都没有了，就算是躺着，也几乎找不到一个合适的姿势来安放那个硕大无比的肚子。

晚上睡觉更是这样，而书上也许说，孕妇应该尽量朝左边睡，但很多时候人们大概都知道，睡觉应该是右边侧睡对心脏比较好的。而若是平躺，你更会因为巨大肚子的存在而上不来气，呼吸急促，甚至严重到想要休克。所以，别在意睡觉的姿势是否正确，到了这个时候，你肚子里的那个小家伙都开始为来到这个世界上作准备了，而你，更需要充足的体力和精力迎接TA，所以啊，什么姿势能睡着才是最关键的。

第八个月开始之后，你的产前检查变成每周一次，医生会逐步告诉你，孩子的发育情况，是否入盆，羊水的多少，胎位是否正确，在这个时候你也可以和医生探讨你需要孩子以怎样的形式出生，是剖腹产还是顺产。当然这些都仅仅是一个计划。有句话说：足球是圆的，所以足球场上什么事情都可能发生，不到最后一分钟谁也不能确定结果。而我以为，肚子也是圆的，生孩子这件事也是什么情况都有可能发生的，不到最后一分钟也同样谁也不知道结果。

就好像我吧。一直是作顺产的准备，所以才坚持游泳到九个半月，并且按照医生教的，每天在家里扶着椅子，坐蹲下再站起的缓慢运动，至少20次，你也可以在最后这几周试试，我可以打包票，能做到的都不是一般人。然而就算我做了这么多的准备，这个小家伙一直在肚子里赖着不肯出来，一直到38周，我的羊水开始减少，胎盘也逐渐钙化，这孩子还是纹丝不动。到了39周，医生说已经完全入盆，但是我除了每天偶尔有假性宫缩之外，还是没有要生产的任何迹象。于是只好和医生协议，到了预产期还是没动静，就打催生针。用医生的原话是："一般情况下，催生针打了之后，半天内都会有动静的。"但是我家这个小宝贝哦，从早上8点开始打，一直打到晚上8点，破了医院打催生针的纪录，这孩子依旧没动静，无奈之下，我挨了一刀——剖腹产带她来到了这个世界上。

用自己的亲身故事，再一次告诉各位：你可以作孩子要出生的种种准备，但不要期待孩子会按照你准备的方式出生。"80后"妈妈啊，我们也终于有人"治"住了。

每天晚上睡觉前，对着你的肚子说："小家伙，在里面多闷啊，你快点出来吧，出来有好多人陪你一起玩啊。"……在TA不断的胎动中，也许你会听到TA的回答。告诉TA：爸爸妈妈还有好多人都在万分期待你呢。我总以为，TA也一样在期待见到你们。期待来到这个世界，加入你们温暖的家庭。而除了爸爸妈妈之外，你们双方的爸爸妈妈，以及众多的亲朋好友都会万分期待这个新生命的到来，要知道，生生不息的人生，就是从那第一声的啼哭开始的啊。

从医院穿回家的第一件属于你的衣服，很快你就在上面“黄金万两”留了“印章”。

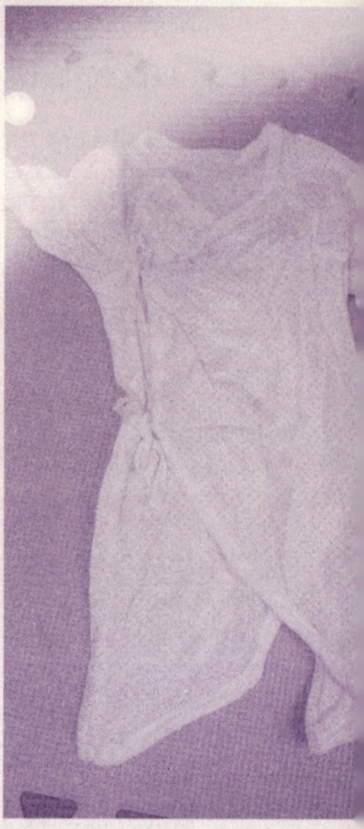

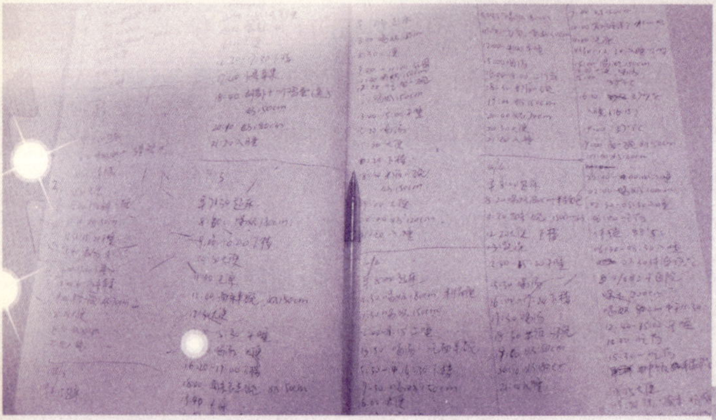

24小时照顾女儿生活起居的笔记本。

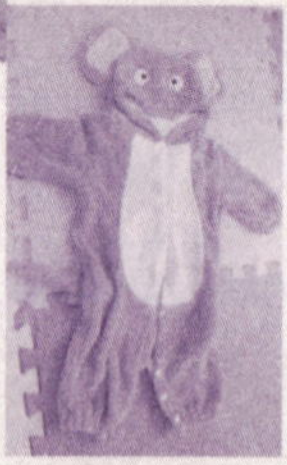

你在百日酒会上穿的米老鼠衣服，那个时候还没有巧虎的什么事，哈哈。

一天一点爱恋

我在靠窗的地方不紧不慢地弹一支曲子，这个习惯大概和睡前抽一根“八毫克的中南海”香烟是在近几年里为自己作出的为数不多的保留吧。“情到深处人孤独”……我不改初衷地热爱那支《是否》，我一直希望能把这首歌练习得更加专业。可是当你出现的时候，这些在一瞬间变得没有那么的非要不可，甚至沦为了生命的点缀。是的，相比较当年珍

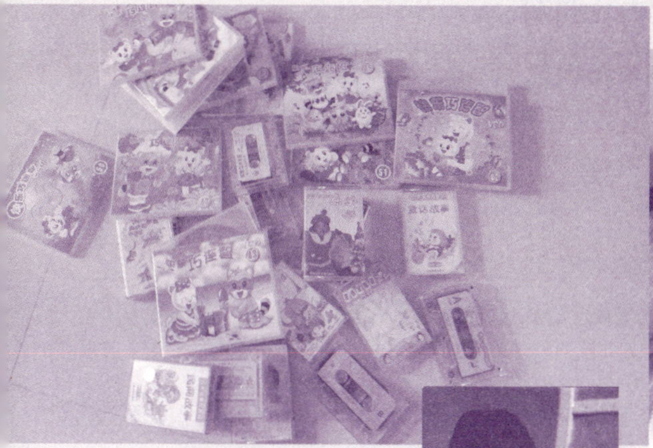

每天给你听各种美妙的音乐，终于有一天，你开始随着节奏翩翩起舞。

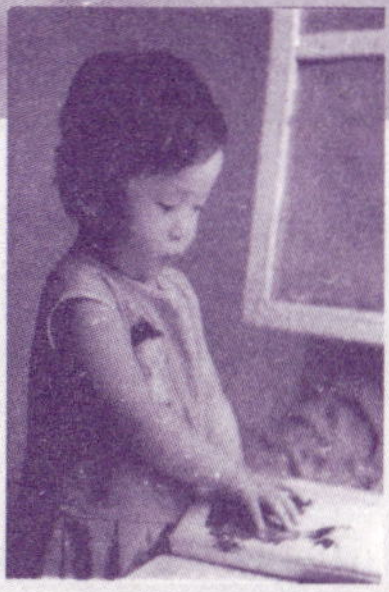

这是妈妈小时候在学画画，你来看看我们到底像不像啊……

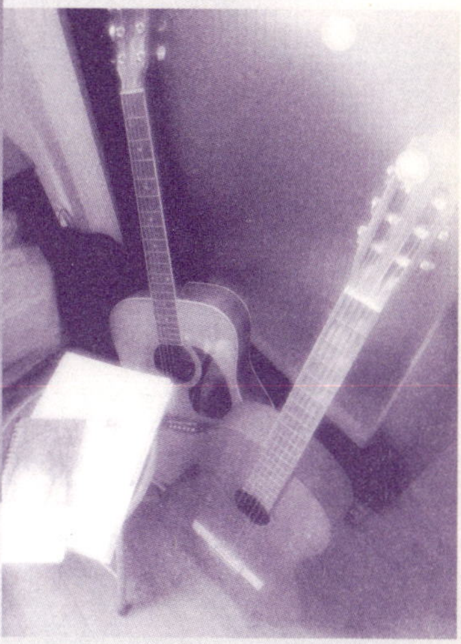

在夕阳里总是喜欢弹一首喜欢的歌：《来自我心》。

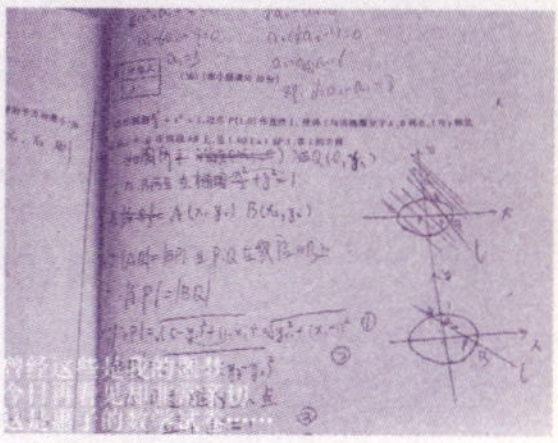

这是妈妈小时候的数学卷子，你能看出哪里又做错了吗？

爱的吉他而言，我后来对待你24小时贴身的照顾才真的应该被称做小心翼翼啊，精确到每一天的几时几分。我很有些稚气地给你买来好多的音乐卡带，你是不是会听进去不是重点，关键在于音符所构造出来的空中楼阁，你不身在其中，光是看一看也是很好的呀。同样的道理，我也不会把少年时代满纸浆糊的数学卷子拿给你看，要知道那里曾经是我的噩梦，所以势必不会成为你的海市蜃楼。只是你会不会突然地问我可曾感觉过委屈和厌烦吗？而我也必须在这里老实地回答你：有的，即使在落雨黄昏的刹那分秒。呵，以后就让我来教你学习简单的乐器好不好，到时候可以文绉绉地对你说：世间有无限的黄昏，但是你早已经失去了那个教会你看黄昏的人。

No.23

收集旧物，比收藏古董更有乐趣

从泳衣到毛衣收集感情的四季

从革命到和平收集彼此的抗议

我努力记录每个我和你

不听噪音不管流星为你

——刘若英《收集》

亲爱的宝贝：

有时候，比较空闲的时候，我会做这样一件事情——整理翻看自己的一些旧物，零零碎碎种种，对我来说，保留一些仅仅对于我个人有意义的旧物，是一种收藏，比花大价钱收藏古董、字画等等更有乐趣和满足感。

可以肯定地说，你的妈妈是一个很恋旧的人，当然，我也同样喜新。可是在喜新的同时，依旧会小心翼翼地保留着在许多人眼里也许是一钱不值的小玩意儿：偶尔在笔记本后面写的几句诗或歌词，和闺中密友心血来潮时一起去拍的大头贴纸，开会时所做的非常认真详细的记录报告，十几年之前疼爱我的中学语文老师的作文评语，去听的最喜欢的歌手的演唱会门票……我有几个大抽屉，全都用来存放这些东西。

当然，还有许多是更加珍贵的。和你爸爸从认识起所写的书信，一起看过的每一部电影的电影票、演出票；一起出去旅行的飞机票、门票，甚至连住过的酒店发票，吃饭的收据都收集完好，我和你爸爸在这件事上有共识：这是我们相爱的证据。

亲爱的女儿，因为我们相爱，所以后来才有了你。

你还在我身体里的即将四个月的这个晚上，因为一个人在家有些无聊，我就又一次把存放这些东西的抽屉打开，仔细整理了一遍，也许这也是我的怪癖之一：隔一段时间就想翻一翻那些曾经的记忆。虽然有的事情还历历在目，仿佛就是发生在昨天，有的却已经模糊不清了，但是一页页、一点点看过去，会很清楚自己是怎样活过来的。一步一步的脚印。

刚刚开始工作时的那种生涩和努力，得不到重视的沮丧，在许多年前凌乱的日记中一页页展示在我面前，我也终于清清楚楚看到自己是如何才有了后来的所谓“成功”。还有前几年一直在治疗抑郁症的时候，每一张开药的单据我都习惯性地夹在病历中，翻出来的时候才发现，居然有那么厚的一摞！心里很是一惊，原来我的睡眠，以及“表面的健康”真的都是用钱买来的……

当然，在这些旧物里，有很大一部分藏品是一些书信。我真的是一个爱写信收信的人。以前在电台的节目中说过：“白纸黑字是最有诚意的一种表达方式，说过的话永不抵赖……”大概是因为说过这样的话的缘故，我成为了电台所有主持人中收到信件最多的那一个。

少年的时候是和同学好友通信，工作了之后已经绝少有人那么麻烦地还在写信，可是我却万分幸运地拥有了一份天天都能收到信的工作。有很多很多我不认识的人，将他们的心事毫无保留地告诉我，那些真实的喜怒哀乐，代表一种对我的极度信任，陪伴了我五个年头的每个深夜。离开电台之后，那些白色的小信封在很长一段时间里依然源源不断寄到我的信箱。可惜的是，我再也没有办法读到那些了。所以为了安慰自己，恐怕也是想有一天，可以作为给你“炫耀”的证据，我就随意拣了几封那些“耳朵们”寄给我的信件作为旧物收藏了起来。现在不是翻看的时候，因为要忘记五年来所走过的路，经过的事，于我来说是非常艰难的。而那些信，大概是虚荣的我的最后一点留念了，又或者，那仅仅是我收藏的自己美好的青春罢了。

亲爱的孩子，其实，现在我也已经收集了很多关于你的“旧物”了。在怀孕的整个过程里，我保存下了医生每一次给我照过的“B超纸”，从一个小小的模糊不清的痕迹，到一点点能够看清楚你的鼻子、眼睛、嘴巴、手指、脚趾，甚至是头发……哈，还有那些看医生的缴费单据，我对你爸爸说：“一定要保留好，将来找你‘报销’费用……”嘿嘿……

而将来再等你出生之后，我更是一定要用相机记录下你一天天长大的过程。你的每一个微笑、每一次哭泣我都会恨不得全部收集起来。还有在你逐渐长大的过程中已经穿不下的小衣服，我也打算洗干净叠整齐，会当宝贝一样珍藏起来。说到这里，我忽然想起，我的妈妈居然也保留着我满月时候的一张小毯子。这种旧物收藏，大概只有母爱里才会存在吧。

亲爱的孩子，等你长大了，你就会知道，哪怕是非常平凡简单的人生里，也会有许多许多难忘的东西，人或事在不断发生，而我们人类天生是有很大忘性的，所以我希望你也可以做一个有心人，爱收集生活给予你的记忆，你自己一点点长大成熟，甚至是渐渐老去的证据。还有，我的宝贝你将来长大了，会收集你爱妈妈的证据和旧物吗？

No.24 花自己赚来的钱，请不要对自己小气

女人在道德观念上比男人拘谨许多，这也是社会的要求；讲到金钱，我是很喜欢钱的，因为从来没有吃过钱的苦头，也知道钱是由来生计的动力。

——张爱玲

亲爱的宝贝：

钱这个东西，是个又好又坏的家伙。

简单说吧，如果你喜欢上什么玩具，你手里有足够的钱，你就可以把这个玩具买回家，你会很快乐，这种快乐其实说到底是因为你有足够的钱可以换取这个玩具，这种快乐是钱带给你的。但如果你没有足够的钱，就只能眼巴巴地看着心爱的玩具被别的小朋友带回家，你一定会很不开心，甚至会又哭又闹，会想：要是我有那么多钱就好了。这个不愉快，还是因为钱不足够多而带来的。

在大人、小孩、男人、女人的物质世界里，钱是非常重要的东西。但是等你长大就知道了，钱能买来的东西，实在是太有限太有限了。

少年的我，家境贫寒。在我的记忆里甚至没有拥有过一件像样的玩具。所以直到今天，我都当妈妈了，经常见到特别可爱的公仔玩具之后，脚就好像被什么钳住走不动了一样。

长大一点，我需要自己一边打工一边读书，为自己攒零花钱和学费。多么骄傲啊，大学时代的学费和生活费都是依靠自己的双手换来的。当很多同龄人还需要父母出钱买房子的时候，我就已经可以拿出积蓄给妈妈装修房子了。

大概是因为过早的独立和赚钱养活自己的缘故吧，所以我对钱的态度是：有了就花，没了再赚。从来不知道攒钱的意义。经常被说成是大手大脚花钱的典型。但是我花钱怎么了呢？我能花还能赚啊，钱不花放在口袋里难道不是一张纸吗？还有，我花自己挣来的钱，管得着吗？！

“狮子座”据说是十二个星座最爱花钱的，这一点真是没说错，我就是典型的一个。很多年来，妈妈的口头禅就是：“难道我都不能花自己的钱讨好慰劳一下辛苦工作的自己吗？”

所以，自从结婚怀孕之后，我辞去了工作，需要花你爸爸的钱了。于是我就迫不及待地和你爸爸商量，将来你出生之后，我想等你稍微大一点，就马上出去工作，除了因为我实在热爱工作带来的成就感、满足感之外，我也的确需要自己工作挣钱，然后花掉的那种感觉。当然一定要说明的是，即使现在由你爸爸负担我全部的开销，他也没有说过半个“不”字，没有皱过一下眉头，甚至有时候鼓励我说：“你要花钱哦，给自己买喜欢的东西……”（天啊，这样的丈夫该是多少姑娘梦寐以求的啊）我想，除了因为你爸爸有一定的经济实力之外，还有就是他疼惜我，他认为挣钱就是给老婆孩子花的，男人就是有养家的义务和责任。

但我却觉得，我也一样有这个义务和责任。花丈夫的钱是会让很多别人羡慕的，但是花自己的钱，却让我无比快乐，这和花老公的钱所带来的感受是不一样的。当然有时候确实没必要分得那么清楚“你的钱我的钱”，因为我和你爸爸本来就是一家人。如果总是计较花你的钱了我的钱了，那未免太伤感情了。

但是，当我拿到自己第二本书的版税时，我做的第一件事，就是去给你爸爸买礼物，买很多很多的礼物，这种快乐比为自己花钱要幸福百倍。而我也可以感受到，你的爸爸也是充满喜悦的，他其实更看重的，是我惦记他的一颗心，而不是说这个礼物是由花谁的钱买回来的。

以前曾经和朋友说过：看着一柜子漂亮的衣服，连一根皮带、一顶帽子、一双袜子都是自己赚钱买回来的，其实又有什么意义呢？而如果反过来说，全部的东西都是花丈夫或者男友或者父母的，完全不劳而获，那快乐也会打折扣吧？至少，我是这样认为的。

宝贝，等你长大之后，开始对钱有了概念和认识之后，你会发现，相比较妈妈少年的经历，你实在很幸福。起码你不会因为一个想得到却不够钱而无法拥有的小玩具在夜里躲在被子里哭。但是我也绝对不会允许你乱花钱，所谓乱花钱，就是不会满足你每一次的要求，每一个想得到的玩具。除非，你有本事花自己的钱去买。当然，我会提供给你赚钱的机会。比如，你可以帮妈妈洗碗，帮爸爸擦皮鞋，我会付给你“工资”，这些钱由你处置，你用来干什么都可以自己决定。等你再长大一点，寒暑假你可以出去打工，尝尝赚钱是什么滋味，然后你也会知道花自己的钱的感受，到时候我很想和你探讨一下，那种感觉是否和我当年一样。

宝贝，我希望将来在对待钱这个问题上，你会是一个慷慨的人。当然我是说花自己赚来的钱，请不要对自己小气。还有，尽管赚钱很辛苦，但你最好不要沦为赚钱的奴隶，一种只知道赚钱无暇花钱的机器。另外，根据妈妈的经验教训，最好——还是多少攒一点钱，以备不时之需。年轻的时候我不懂得这个道理，认为“船到桥头自然直”，后来才明白人生的意外处处都是。等你真正有需要的时候，你会发现钱的重要性。而如果这时候你问别人开口借钱——这恐怕又是另外一个课题了，但最经典的只有一句：“不要借钱给别人，那样你会失去这个朋友。也不要问别人借钱，那样你会丢失勤俭的美德。”但现在我认为这后半句话要稍微改一改：不要问别人借钱，那样也许别人也会万不得已丢弃你，尽管或者对方的内心认为你还是一个不错的朋友，但在这个人情淡漠而脆弱的时代里，没有多少人肯花钱去考验一个人。

宝贝，等你长大就知道：“这个世界上有很多用钱买不来的东西，比如，真情。”

这句话很老土却是绝对的真理。当然还有一些其他东西同样无法用金钱获得。而另外一些真正的好东西，都是免费的。最简单的例子：你看到血红色的夕阳西下，天边有一群向西的归鸟，那番美景，在街头只要你做一个有心人，就可以不花一分钱欣赏到不是吗？

另外，我非常渴望知道一件事，等你长大自己赚了钱，会不会给妈妈花呢？嗯，为了保险一点，我决定这个问题，等你长大之后，让你爸爸灌输他给妈妈花钱的观点给你听，嘿嘿……

No.25 明星是一种挺奇怪的"生物"

当你见到光明星星

请你想想起我

当你见到星河灿烂

求你在心中记住我

——张国荣《明星》

亲爱的宝贝：

这个社会里，有一种人，不是我们一般理解的普通老百姓，其实应该这样说，除了老百姓这个身份之外，他们还有另外一种头衔，叫做"明星"。

这种人，在各个领域里都是存在的。应该说各个行业里都存在。作家、音乐家、科学家甚至国家领导人等等。但更多的所谓明星，也许现在越来越多的人愿意把他们归类在娱乐文艺这个行业里，比如，歌星、影星、名主持人等等。

古时候，他们这个行业被称为"戏子"，是最不受人待见的低等职业。而现在，这个行业占据了很多人的视线，牵住了很多人的目光，锁定了很多人的注意力。尤其是年轻人。所以宝贝，我想和你聊聊明星这个话题。因为总有一天，你也会变成一个年轻人，我说不好到那个时候，你的目光、视线、注意力，是否会被哪个明星牵制，是否会受到这个人的影响，会影响到什么程度，其实这都是说不好的。

明星是一种挺奇怪的“生物”。尤其是在演艺娱乐界里，他们受到歌迷影迷的崇拜、爱戴，甚至是顶礼膜拜。而表面上，他们确实风光无限，穿着亮丽，能歌善舞，有的热爱公益事业，更多的，是我们这些普通老百姓茶余饭后的谈资，刻薄点说，丰富了我们的娱乐生活，满足了人类天生的窥视欲，因为有明星的出现，才衍生出一种叫做“狗仔队”的职业。这又是后话了。

而所谓明星，其实还可以叫做公众人物。一举一动受到很多人注意。宝贝啊，多么有趣，你的妈妈，曾经是一个电台主持人，也勉强算做半个公众人物吧。但就是这样，我深知这种日子有多么不好过，仿佛生活在一个透明的玻璃瓶子里，在里面跳舞，演戏给众人看。即使是对着话筒，也要选择哪些话不能说，哪些话能说，往往无奈地口不对心。连我这样一个小小的人物都是如此，就可想而知，那些真正的大明星在风光无限的背后，也承受着怎样的压力。

因为做过记者和主持人，曾经有机会采访很多所谓明星。很多问题他们给出的回答，大部分是“车轱辘话”，还不如用搜索引擎直接写稿来得省事。但是也不能怪他们。甚至帮同事索要一个签名之类，明星的保镖、经纪人站在旁边，替他们挡着：签名的纸张必须是白纸，不能有任何LOGO，合照的背景必须是一面白墙，不能有单位的字样。一个相识多年的好朋友，后来因为唱歌逐渐走红，想请他给我的一本小说写几句话，他为难得好像登月一般，像个做错事的孩子回答：“我要问问公司的意见……”在我看来，实在有点可怜，说得残忍一点，简直变成明星公司的一个木偶，身后有两根无形的线牵制着。身不由己也许就是这样吧。

所以，明星的生涯并没有什么特别好羡慕的。有很多时候，他们甚至被大众误读，被媒体“妖魔化”。尽管他们接一部戏，出一张唱片，开一场演唱会的收入，可以抵过很多普通老百姓大半年的薪酬，但是这样的钱并不好挣，所需要承受的压力，大概只有他们自己才会明白。所以在我看来，明星实在是有点可怜的一种“小动物”。

即使不是娱乐界的明星，也未必会过得很舒坦。比如一个作家，他的作品一旦面市，就和他本人没有什么关系了，都是由读者来评判好坏，被误读的可能性也非常之高。尤其是那些当红的作家，经常会被人说成“江郎才尽”，或者是随便凑数出书忽悠读者等等。而那些曝光率稍微高一点的其他公众人物，又有可能被说成不务正业，不思进取，增加曝光率只为了赚钱而已。

我常常想：这些媒体这样的写法和做法，是否考虑过当事人的感受？而这些媒体人，究竟是否是这些当事人的代言人，是否真正了解他们内心所想所感？就算他们写的是事实，利用自己的名气出来为自己赚钱，没有杀人放火，没有偷没有抢，有什么错呢？为什么我们一边用他们来娱乐，一边又苛刻地对待他们？

当然，我也要承认，有些明星的有些做法，的确是在利用善良的老百姓，利用媒体在为自己宣传炒作。所以说起来，这实在是一个恶性循环。或者是互相利用，明星少了媒体的炒作宣传，谁还当他们是明星？媒体少了明星的诸多，尤其是负面各色新闻，谁还花钱去购买八卦娱乐杂志？

想到这里，不免有点为这个时代感到悲哀。尽管我要承认，我也喜欢看明星的新闻。茶余饭后津津乐道，过过嘴瘾。可是宝贝啊，妈妈多么希望，所谓明星也好，公众人物也罢，能多一点，再多一点，为社会也好，为大众也罢，为很多也许心智还不是很成熟的喜欢他们的小男生小女生作点榜样。

榜样这件事，某种程度上在我看来，和明星也有相似之处。榜样也是人。是人都有弱点和缺陷。可一旦被标榜为榜样，似乎就只能起到正面积极的作用。不然头上的光环就会被剥夺。所以他们也很累很辛苦。于是，我不希望长大后的你成为什么样什么人的榜样，更不希望你进入鱼龙混杂、充满尔虞我诈的娱乐演艺圈。

大概，这还是我的一厢情愿，你有选择自己生活方式的权利。我也仅仅是一些意见罢了。如果可以，我希望你的榜样是你自己。每天都比昨天的自己进步一点，这大概是最好的结局。

第九个月

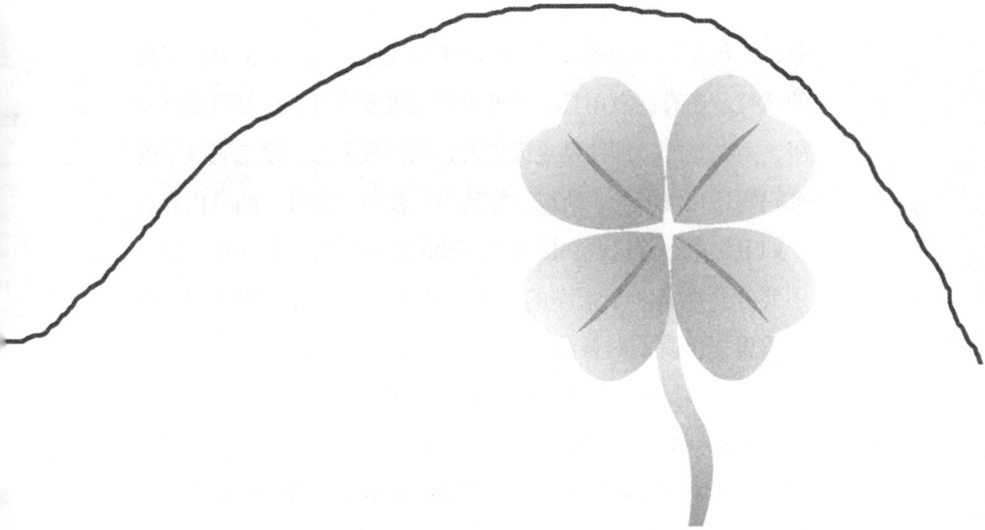

有一件事，一定要事先做好，那就是入院准备，千万不要等到肚子开始疼的时候才做。最好是一个箱子，一个包裹。

在最后这一段日子里，我想，对所有冲刺阶段的准妈妈来说，怎么安慰，怎么鼓励，都不会有太强大的作用。因为这种关键时候，究竟有多辛苦，无论来自内心的焦灼，以及生理上的越来越严重的不舒服，只有当事人才最清楚。所以我觉得，除了用肉身硬挨过去之外，剩下能做的，就是尽量地分散注意力，做好最后最后的准备工作了。

有一件事，一定要事先做好，那就是入院准备，千万不要等到肚子开始疼的时候才做。最好是一个箱子，一个包裹。

箱子里准备两套你的睡衣，如果不喜欢医院统一的病服的话。还有一条暖和一点的毛毯。如果生产期在夏天就不需要了，可以换成薄一点的毛巾被。还有帽子、袜子、大一号的拖鞋，能包住后脚跟的最好。以及出院时候的鞋子，最好是平底的球鞋。还有洗漱用具。另外出院服也要准备，最好就是运动服，大一点的，即使是夏天也要稍微保暖一点。刚生完孩子的准妈妈还很虚弱的，所以一定还是要注意。另外，哺乳内衣、产妇卫生巾等等这些在医院里需要的东西都可以装在箱子里，还要分开准备一个干净的小袋子装两套宝宝的衣服单独放在箱子里，出院的时候给TA穿。因为新生儿是比较娇嫩和脆弱的，所以尽量避免不安全的细菌带来麻烦。带上自己的MP3听音乐放松一下生孩子前的紧张情绪吧。还有，拿两本喜欢看的书吧，还是“臭屁”一下：我带进医院的除了佛经书籍之外，还有一本《红楼梦》，哈哈，文艺青年犯病啦。另外，我这个“80后”妈妈，在医院的第三天，已经开始躺在病床上做补水面膜啦。现在有的医院还可以上网，如果你愿意也可以带电脑进医院，这个时候：去它的电脑辐射，再也不怕啦。

而另外的一个小包裹，你可以用一个自己平时不用的背包装好。主要是一些证件和应急的东西。还有之前在孕期时候医生给你的检查报告之类的东西，也最好带去医院。

这两样东西准备好之后，放在随时可以拿得到的地方，如果是开车去医院的话，不妨把箱子事先就放在车尾的后备箱里，万一你突发性肚子疼起来，老公是拉箱子还是背你呢？你自己决定喽……

在做完以上这些种种准备之后，亲爱的准妈妈。记住放松：好好享受你的宝宝在你肚子里的最后一段时光吧。这可是真真正正你们两个人“在一起”的最后时光哦……这个时候的焦虑不仅仅是没必要的，甚至是有点可笑的。当然我知道，每一个要生孩子的人，在这个时候你让她放轻松是很难做到的，但是，你对自己说：这是人生很特殊的一种体会，即使是生孩子的“怕”也是一种体会。“不经历风雨怎么见彩虹？”而我觉得：不经历害怕和疼痛怎么见孩子啊？

最后一次给你加油：亲爱的准妈妈，并且祝福你得到一个健康漂亮的小宝宝。

对于超级臭美自恋的狮子座来说，梳妆台永远是不够用的呀。

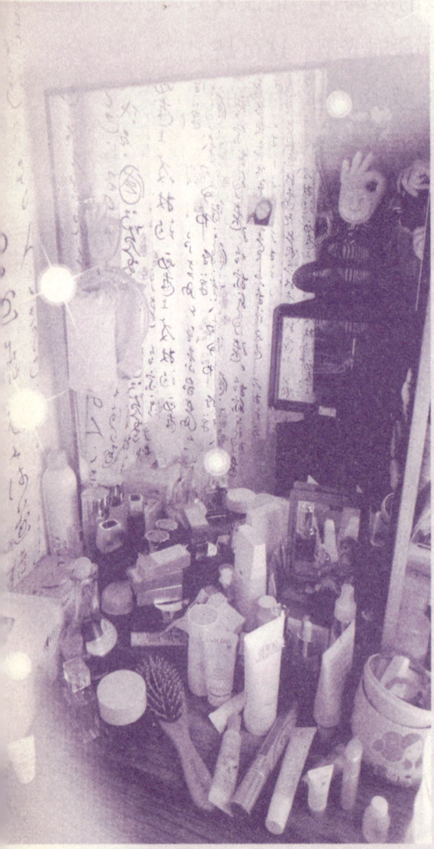

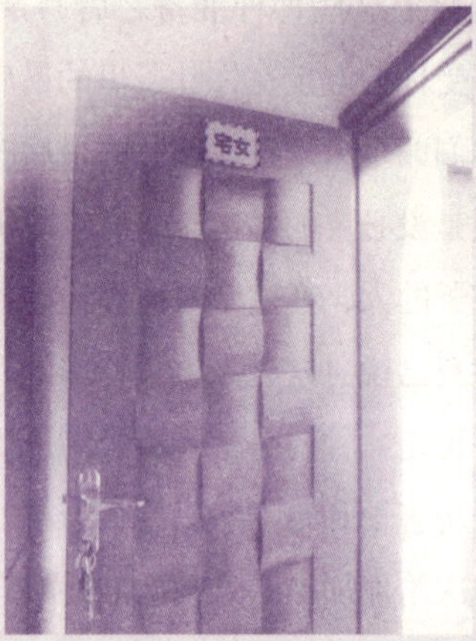

宅女当然爱在家，可以看书、写书和美容，哇……

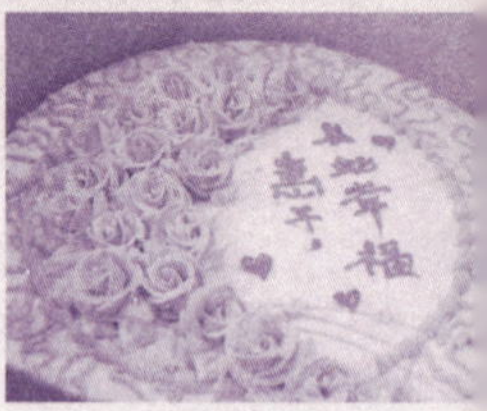

我是上苍的宠儿。

离开话筒以后的日子……

如果我说自己很怀念非典那一年的春天，会不会被认为是变态？但是可以隔离在家不出门，只是读书、写作、弹琴、看碟、听音乐等等，做自己喜欢的事情，呵……没错，我就是时下流行的标准“宅女”。生怕别人不知道一样还给书房门上挂上这个标签，哈哈……有南京的闺蜜到广州来看望我，刻薄我的书房说：“你是照着原来那个被大家称做‘小黑屋’的房间布置的吗？”，我发誓自己没有想过这个问题，但是潜意识里，大概我真的布置了一个

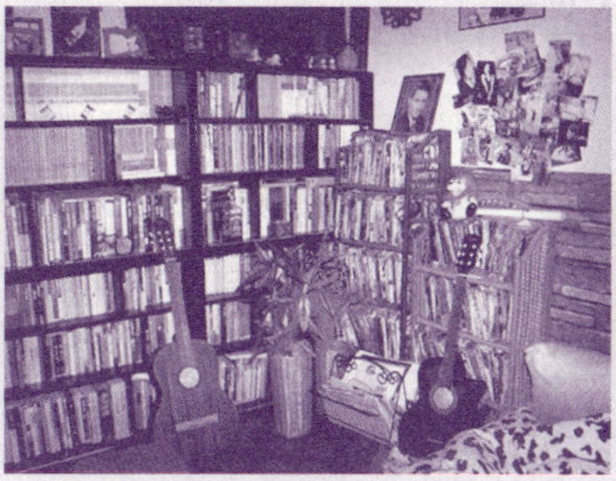

闺蜜说我把南京租来的小窝，生生地复制到了广州的新家里。

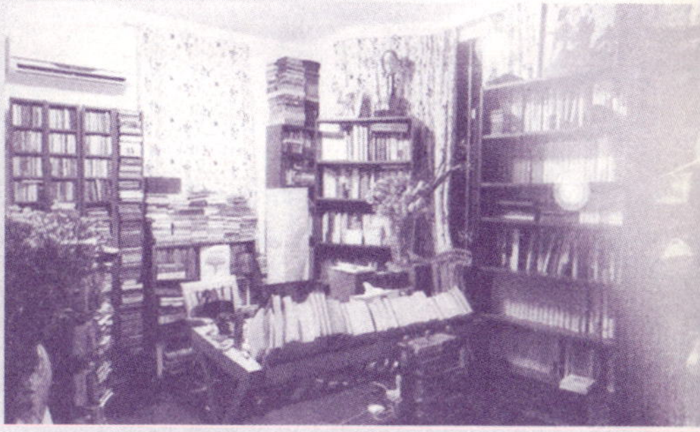

亲手布置的书房，它们只是冰山一角哦……

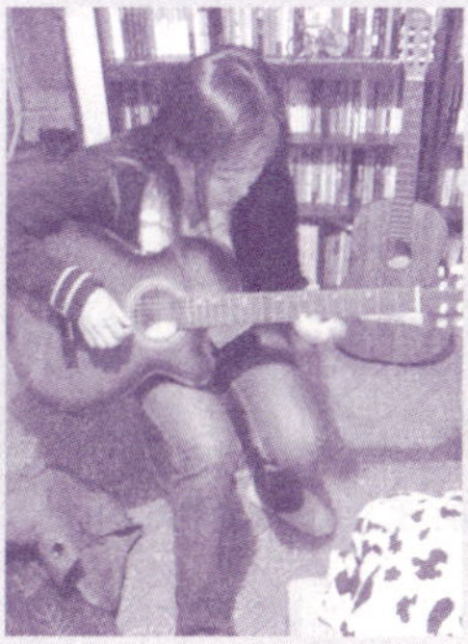

在租来的小屋里自弹自唱，身后是亲手粉刷的书架。

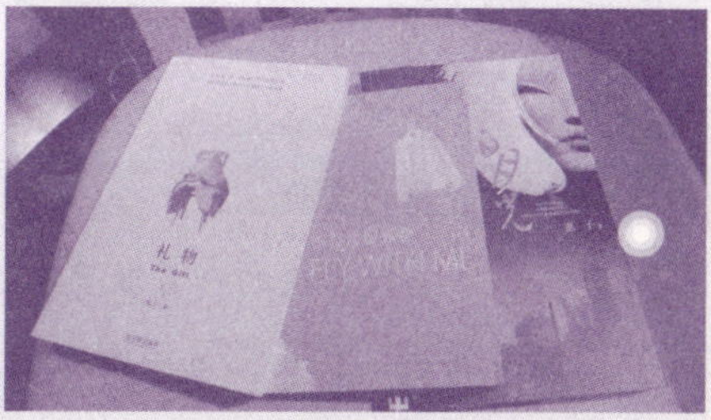

是换一种方式喋喋不休。

很类似的书房。只是那时候，即使是租来的小窝，我也要布置得尽善尽美，哪怕居住一天，也要布置得仿佛住一辈子那般，因为我在哪里，心在哪里，哪里就是我的家……现在这个书房，依旧是我一手布置，很多南京的旧物都悉数带来安放在各个角落里。只是，椅子上多出三本书，三年广州生活，除了结婚成家，生儿育女之外，我离开话筒却换了书写这种方式延续自己的“絮絮叨叨”。也算是有点可以“拿出手”的东西留下来……在南京有次接受报纸采访，记者问我的梦想，我说希望35岁可以退休，在家宅着写作的同时，还要有一个堆满护肤品的梳妆台让我这个狮子座臭美。结果……这个愿望27岁就全部实现了……幸福，真的就像天上的馅儿饼一样砸在了我的头上，结果我非说自己不吃荤，不过没关系，砸到我的，是一大块鲜奶蛋糕。素的。

No.26

孤单是好的

我要写出人间最美丽的歌送给你

路遥远我们一起走

我要飞翔在你每个彩色的梦中

对你说我爱你

——陈升《不再让你孤单》

亲爱的宝贝：

我喜欢的一首歌里有这样两句歌词：“孤单，是一个人的狂欢；狂欢，是一群人的孤单。”还有另外一首歌里唱过：“我一个人不孤单，想一个人才孤单。”再有，妈妈曾经写过一本书叫做《不再让你孤单》，而其实这个书名，也是一首歌名，是我好喜欢好喜欢的一首歌，所以干脆“掠夺”来当自己的书名。我喜欢那首歌到什么程度呢？就是以前在电台做DJ的时候，几乎每个星期都会拿出来放，给听众听，也是给自己听。之后还不忘记补充一句：“不再让你孤单，不再让你孤单？为什么我觉得这是一首越听越孤单的歌呢？”到后来，所有我的朋友都知道我热爱这首歌到了极致，于是有人在其他地方听到这首歌，就会给我发信息说：“听到你喜欢的那首《不再让你孤单》，惠子同学希望你永远不孤单……”甚至结婚的时候朋友送的礼物，卡片上也写着：亲爱的惠子，你终于可以不再孤单了……

更有甚者，在这首歌的演唱者开演唱会的时候，当他唱到这首歌，我的电话就会响起，朋友举着手机让我听现场版。而和歌者熟识的朋友请他给我签张CD的时候也要求对方在封套上写这句话，结果，顽皮的他想了想说："孤单？孤单挺好的呀。"于是送到我手里的唱片上写的话是："孤单是好的。"

哈哈哈哈。能写出《不再让你孤单》这首歌的人，大概是了解孤单的真谛的吧。

其实，孤单也是我们每个人身上的一块胎记。谁也没有办法抗拒。大部分的人，对孤单是敬畏的，于是我们需要朋友，时时倾诉心事，吃喝玩乐；于是我们需要家人，守在一起柴米油盐，无暇孤单；于是我们需要工作，除了获得薪水之外，也依靠工作打发孤单的时光。

然而一定有一部分人，对孤单有着别样的看法，甚至是有点热爱、享受孤单的。孩子啊，你的妈妈，就是这部分人当中的一份子。当然，我也是需要朋友的，更爱我的家人，同时非常热爱工作带来的满足感。但是这所有的一切，都丝毫不会影响我内心的孤单。无论身在多么热闹的环境中，无论身边有谁陪伴，哪怕是你的爸爸，某些时刻，某个瞬间，我的心里依旧是孤单的，淡淡的，一点也不苦涩，孤单得很宁静，小小的，对，就是小小的孤单。甚至是有一点点快乐的。哈，是不是多少有点变态啊？

我想，之所以会这样，大概是因为打从记事起，我大部分的时候都很孤单。关于那些日子，我至今已然不愿意太多的回忆。虽然有人说过，孤单这件事，是不会习惯的。可是当孤单真的变成一种习惯的时候，也就真的，真的适应了。在那些许多孤单的日子里，我一个人，吃饭、逛街、看电影、读书、写作、唱歌……在有人陪伴我的时候，我甚至还是觉得我是一个人在做这些事，因为我内心的小宇宙，容不下更多了。

宝贝，我但愿你明白，孤单和孤独不是一回事，一个不孤单的人可能很孤独，一个孤独的人也许一点也不孤单。这话大概有点绕，要等你真正长大，自己去体会其中的奥妙了。

很多人都会开玩笑说，你们这些“文艺青年”都是这样的，孤单是你们的特质。其实仔细想想，这话不是没有道理的。和你爸爸去看电影《梅兰芳》，里面有一句台词说：“谁要是毁了梅兰芳的孤单，谁就是毁了梅兰芳。”呵，从事文艺工作的人，会比一般人更多一点孤单感，这是铁定的事实。比如说我的工作——写作，当然是孤单的。要独立对着电脑完成的，不可能一边聊天，一边看电视，一边嗑瓜子，一边敲键盘，所以，写作是一件要耐得住孤单的工作，于是我自以为是地认为，我就是应该永远在写作的道路上走下去，才对得起自己身体里小小的孤单。

但也很奇怪的是，我却希望我爱的人，可以因为我的存在，不觉得孤单，比如你，比如你的爸爸。我愿意牺牲自己的孤单，换取你们的不孤单。但这可能也还是奢望，因为——我总是坚信，每个人的内心，都有一些些孤单感或孤单的时刻，是属于自己的。任何人也改变强迫不了。不过还要承认的是，在我目前的生命里，感到孤单是非常非常可怕的时候，就是和你爸爸吵架的时候。只有这时，我恨透了这种孤单感。

尽管还有人说，孤单是属于青春期的专利，但我不同意。在我的内心里，永远有一个小角落，留给不老的孤单青春。亲爱的宝贝，等你长大，也会需要学习如何面对孤单。希望你不要害怕它。等你可以学会享受偶尔的孤单时，你就是真正成熟了。等你长大就知道：孤单，真的是好的。

No.27 死亡是人生里最不值得害怕的事情

爱也许不能征服一切，但它依旧可以征服死亡。

——普希金

亲爱的宝贝：

今天想要和你说到的这个话题，看上去好像挺吓人的。绝大部分的人都是对死亡怀有一种敬畏的心情的。虽然我们所有人都知道：有出生，就必定有死亡。但是几乎很多人，都在这个问题上，选择：回避。哪怕是暂时的。

在我小的时候，第一次面对死亡，是家里的一只猫。它活了差不多快十年，刚开始的时候是掉胡子、牙齿，然后就渐渐没有办法吃东西了。最后，它安静地躺在了自己的小窝里，再也没有睁开眼睛。你的外婆把它装进了一个纸盒子，然后盖上了一条小毯子，埋在了离家不远的一片菜园子里。从那天之后，我几乎每次出去玩的时候都要跑到那里看一看，我总觉得，也许它只是累了需要休息一段时间，之后它还会活过来，重新变成一只小猫再渐渐长大和我一起玩耍……但是没有。一直没有。

后来，我又觉得，在埋葬它的地方，会长出一些东西，比如一株花什么的，而花的形状，也许是一只小猫的样子。那个时候的我真的是这样想的……但是没有，从来没有。

后来那片菜园子被修成了水泥路，我所拥有的，只剩下那只漂亮的花猫的一张照片。它再也没有回来看过我。

记得在南京工作的时候，我曾经养过一只叫做“叨叨”的小狗。那是一个很寒冷的冬天，新年。晚上我出门上班时，就会开着暖气给它。天亮之后我下班回到家，它听到我的脚步声，就睡眼惺忪地从窝里爬出来，一摇一晃挣扎地扑进我的怀里，我写作的时候它就睡在我的腿上，我躺着看书的时候，它就蜷在我的肚子上。那时候，我和它是彼此生活中唯一的陪伴。

但是这只小狗从我买来的第一天起就一直在生病。我带它去看医生，给它打针吃药，它有时候好转一点，就会吃点东西，然后用力冲我摇摇尾巴，表示感谢。但是它一直也没有真正好起来。一直记得，那是一个情人节的上午，我有很重要的工作要谈判，而它已经病得奄奄一息，我拜托朋友带它去医院，在去谈判的电梯里我接到朋友打来的电话，说医生认为无论用什么样的方法医治，它的寿命也不会超过24小时了。我很冷静地对着电话说：“知道了，那就用最好的药换它的24小时。然后你送它回家。我忙完就回来。”挂了电话，我迅速擦干脸上的泪，挤出一个笑容，进了会议室开始和客户周旋繁琐冗长的文件。一直到凌晨才结束。

回到家里，“叨叨”已经没有力气从窝里爬出来迎接我了，但是它还是抬头看了看我，然后舔了舔我的手，又舔了舔，似乎在表达一种安慰和……依依不舍。

那个晚上因为太过疲倦，几个小时之后我还是忍不住睡着了，第二天早上醒来，“叨叨”的身体已经硬了，无论我怎么呼唤它也无济于事。这一天，是农历的正月十五。晚上我把它也装进了一个纸盒子，投入了南京郊外一个叫做“前湖”的水库里。正在这个时候，天空中燃放起节日的烟花，五彩绚烂。我独自站在水库边看了一会儿，然后头也不回离开了。因为这个时候的我已经知道，“叨叨”再也不会回来了，就如同烟花一般，它的生命短暂而绚烂，因为它陪伴了我整个孤独的新年。但它消失之后却一点痕迹也不会留下，又或许，那美丽无比的烟花会长久地留在我们的记忆当中，一如“叨叨”至今留在我心里一样。

女儿啊，等你长大了，喜欢小动物的我，也许还会给咱们家养上一两条小狗，它也许会陪伴你长大，做你忠诚的成长中的伙伴，但是它一定会先一步离开你，永远不再回来，你可以忍受这样的残酷吗?

在我读小学的时候，有一天很久没有回家的爸爸忽然出现了，他带我回去奶奶家，一路上他都没有说话，也没有笑容。到了奶奶家之后他拉着我进到爷爷的卧室。我看见爷爷躺在床上，闭着眼睛，和平时他睡着了之后的样子完全一样。于是我小声对爸爸说：“嘘，我们轻一点不要吵醒了爷爷啊。”

但是爸爸却忽然放声大哭起来，他用力抓着我的肩膀，弄得我疼得“哎哟”叫出了声。爸爸却似乎意识不到他弄疼了我，只是更用力摇动我的肩膀，并且哭着对我吼：“你大点声，叫爷爷起床啊。”我很害怕，但依旧照着他说的去喊爷爷，但是喊了很多声，越喊越大声，可是爷爷却始终没有睁开眼睛，没有平日里见到我时候的笑容。就那么一直躺着，好像睡着了一样。

之后我就被姑姑拉出了房间。这时候我发现，屋子里所有的人都在哭。他们都穿着黑颜色的衣服，家门口陆陆续续有人送来花圈……这时候我明白了：爷爷和那只小猫一样，再也不会理我了，再也不会逗我玩了——他死了。虽然这个时候的我，依旧不明白“死亡”究竟意味着什么。甚至到今天，死亡究竟意味着什么呢?我还是没有一个正确的标准答案。

那是我迄今为止第一次也是唯一的一次见到死亡这件事。真真实实发生在我眼前。而今天的我当然已经明白：我们每一个人都将会有一天要面临这件事，就如同我们每一个人当初被妈妈生下来一样，我们都会死去。离开这个世界，不再回来。

女儿啊，将来有一天，你会面对你的长辈的逐渐离去，同样未来你也会失去你的爸爸妈妈，甚至再遥远的将来你自己也要经历这件事。宝贝，你会害怕吗？

人生里，必须要经过的生离死别，你都会在成长的过程中一一经历和感受。我希望你有一颗平静的心去面对。当然要做到是非常艰难的。你会伤心、痛苦，觉得好像内心有一部分东西永远离开了你。但是也许，这些离开你的人，都是去了另外一个地方，在那里继续生活，只是这两个地方相隔遥远，所以那个离开的人没有办法再和你游戏，陪你说话而已。但是，这些人统统都活在你的内心，你说是吗？

女儿啊，等你长大了也许就知道，妈妈一直觉得，其实死亡是人生里最不值得害怕的事情，因为它肯定会有到来的一天。害怕是解决不了任何问题的。而且，一旦死亡发生了，所有在这个物质世界上的一切都结束了，某种形式上的结束，一切一切的悲欢离合都结束了，所以有什么好怕呢？

女儿啊，等你长大了也许会问妈妈关于死亡的更多问题。我现在想象不到你的问题，所以也不知道该怎么回答你。于是我只能把我自己现在的观点告诉你：生和死，根本就是人生最初和最后的课题。在生和死之间漫长的人生里，我们要面对的问题，比生和死本身更多更复杂。

所以，死亡并不可怕。

女儿，等你长大就知道：这个世界上真的有些事情比死亡更令人恐惧。

No.29 没有不吃亏就能长大成熟的人生

哪怕深陷黑夜，如两极间漆黑的深井，我感激神的一切，为了我不屈的心灵。

在逆境的打几下，我从未退避、哀求，在命运的棒喝下，我流血也不低头。

——维多利亚时代著名独脚诗人威廉姆·恩斯特·亨利：Invictus（拉丁文意：不可屈服）

亲爱的宝贝：

似乎已经和你说了一些人生中会遇到和面临的问题了。但是想想，似乎说得也不够。宝贝，妈妈是多么希望能够把自己人生里值得记录下来的经验教训统统说给你听，好让你将来少走一点弯路，不会摸索得那么辛苦，但是这似乎又是不可能的一件事。即使我手把手教会你做一件事，将来你依旧有可能在同样的问题上摔倒，因为，你不是我。你是你自己。

其实，比起我，或者很多人，你的成长会相对顺畅一些，你有疼惜你的长辈，比较开明的父母。在物质和精神两个方面，我们都会努力提供给你所需要的。可是，这一切，都不能防止你将来会遇到各种各样的挫折，甚至你一定、必然、必须会遇到。

只是，这要看你怎么样理解挫折这件事情了。有的人认为得不到一样东西，也是挫折；有的人认为受了几句批评也是挫折；还有的人，经历生活的艰辛困苦，也不觉得有什么大不了的。在这后一种人的心里：不经历点挫折困苦的人生，实在是太无聊平庸了。并且，没有挫折的人生是体现不出来什么叫做“不经历风雨，怎么见彩虹”的。

宝贝，妈妈自认也是这一种无惧风浪挫折的人。但坦率地说，其实我是被逼成为这一种人的，没有人愿意自己的人生里到处都是荆棘陷阱，谁不想“要风得风要雨得雨”呢？但那根本不可能。所以有时候经过了一些事情的挫败，才会更加迅速成长。经历了挫折，下一次才学得会如何避免。

女儿啊，人是一定会遇到挫折的，有时候是外界环境造成的，有时候挫折来自你本身的判断错误。忘记是在哪本书里看过一个故事：大概是说一个怀孕的少女，在一个贴心的阿姨的帮助下去处理这件事，之后那个阿姨对她说：“有些事情我们在一定年纪都会犯错误，但是犯错不要紧，要记得改正，甚至不改也没有关系，不过下次一定要学乖。”

女儿，我也是这样的观点：犯错误不要紧。一次够了。如果一错再错，一而再再而三跌倒在同样一个问题上，那就不能原谅了，那简直是一种愚蠢。而我想，将来等你犯错误的时候，我大概也会教训你，但是我会尽量让你明白，导致错误事情的发生也许是方式方法不对，而不是你本身的问题，尽管这个错误就是你本人犯下的。错的是事情，而不是你。会不会这话有点矛盾？其实这的确很难，想想就充满难度，但是，没有不犯错的少年人，也没有不吃亏能长大成熟的人生。是谁说过呢？年轻人犯错误，连上帝都会原谅。

而你，要学会的，是如何面对批评。将来会批评你的，不仅仅是我、你的爸爸、爷爷奶奶，也会有你的老师、你的长辈。等你长大走入社会，批评可能来自你的上级，你的同事乃至社会。你可以反驳他们对你的指责，你甚至可以不接受种种批评，因为也许你就是觉得他们是错的，你是对的，但是我希望你可以把这些批评当成一种参考意见。听一听不同的看法，对你没有坏处。

而如果你觉得人家的批评是对的，只是批评这种方式本身让你尴尬和觉得没面子的话，那么表面上不承认或者选择沉默，之后自己悄悄在内心接受吧，这也是面对批评的一种态度。大可不必一听到人家的批评就着急点头哈腰承认，无论对方是你的谁。当然，如果这种批评来自善意的劝说和提醒，就算你不认同，也请给予对方起码的尊重，这是修养的问题。

人生里，还有一些挫折，可能是不会有人给你批评，或向你提出意见的。这些挫折，需要你独自去面对和承担后果，宝贝，妈妈希望你将来如果真要面对这些的时候，首先做到的，是勇敢。作为女孩子，你可以先关起门来狠狠哭一场，但哭完了之后，请你擦干眼泪站出来解决问题，不可以不负责任地逃避，这是一种极端懦弱的行为表现。

挫折本身不是一个好东西，但是当它成为一种经验教训的时候，它又会转化成好事。所谓“吃一堑长一智”就是这个道理。

说实话，我很不愿意和你说这些人生大道理，这些玩意儿，现在市面上有太多讲述如何教导你做人的书籍了，每本都一样，那些励志类的东西，太让人觉得乏味和充满“假大空”的口号了。但，矛盾的是，有些东西不说给你听是不可能的，人生中的有些道理虽然是个人观点不同，于是就可以大相径庭的，但是有些却依然是放之四海而皆准的。

勇敢一点，再勇敢一点，我亲爱的孩子。不要害怕你未来人生里注定等待着你的风浪挫折。这是我最最期待你拥有的一种品质。等你长大你就会知道，获得勇气比获得任何一种其他的东西都要难。但就算你获得了勇气，也不见得能帮你解决多少实际问题，可是如果缺少它，你大概就会和童话故事里那只一直在寻找自己丢失了的“勇气”的狮子一样，空有强大的外表武装，内心脆弱不堪，懦弱无能。那是妈妈不愿看到的。

亲爱的宝贝，等你长大一点就知道，其实妈妈有时候也是一个表面坚强，内心软弱的人。我愿意现在就让你知道我这个弱点，但是我一直在寻找勇气，永远也没有更不会停止，所以我不会惧怕任何的挫折，对，是任何的。我想我有勇气面对未来人生里的种种挫折，包括——将来你长大了，欺负我、气我、不听话、惹我头疼……这实在是未来我需要面对的很大一种挫折呢……

第十个月

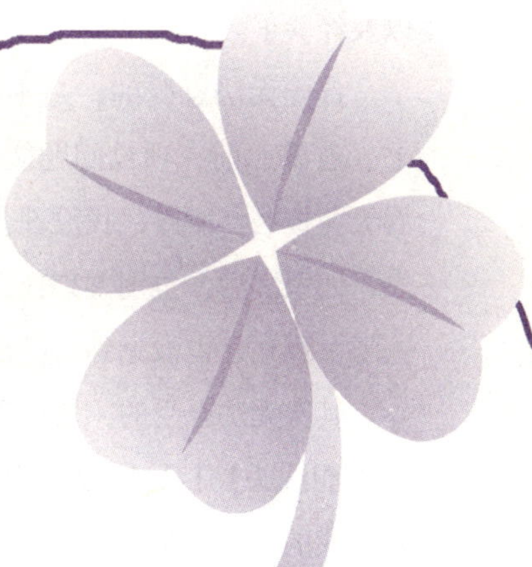

其实对于准妈妈，以及当了新妈妈的人来说，除了历经整个怀孕过程之外，还有一个月，至少一个月的日子是非常艰难的，那就是——坐月子。这个月子里，那些旧日规矩、忌讳甚至比怀孕的时候更加多，更加让“80后”们难以忍受。听也不是，不听也不是。怎么办呢？

其实，严格意义上来说，十月怀胎，一早分娩这句话是否可以再作一些科学分析呢？比如，第一个月的时候，我已经说过，一般的女性是感觉不到自己怀孕的。还有，一般情况下都会是在九个月之后，不到第十个月分娩，所以要写齐这十个月，还真是有点纠结。

但忽然想到，其实对于准妈妈，以及当了新妈妈的人来说，除了历经整个怀孕过程之外，还有一个月，至少一个月的日子是非常艰难的，那就是——坐月子。

这个月子里，那些旧日规矩、忌讳甚至比怀孕的时候更加多，更加让“80后”们难以忍受。听也不是，不听也不是。怎么办呢？既然自己也是过来人，也只好说说自己的感受和经历以及经验了。

首先无法忍受的，是不能用眼过度。要少看电视，少看书、看碟。前一项没问题能做到，后面两项太难了吧？难道看天花板啊？所以，我没理会，从还在病房里，就开始继续看书，回家之后，也别太猖狂，一天看一张碟，累不到什么地方去吧？现在，也没见到自己视力下降啊。

其次无法忍受的，是很多做过月子的人都晓得的：整个月子不能洗头！！！所以有很多妈妈在临产之前就选择剪了头发。我的长发留足五年，且不说舍不得，我就是想不明白这个古理究竟有什么道理，传说洗了头发老了之后就会得头风病，而我认识的妈妈里，有人就真的硬着头皮坚持了一整个月，有的人刚刚可以下床走动就开始洗澡洗头。我呢，选择了折中的方法吧，也刚好是因为我坐月子的时候是冬天，要是夏天自己还不会把自己熏死啊？我坚持了整整17天。然后让家里的月嫂用大量的姜水给我洗头，之后迅速擦干，用热风筒吹干。哇，洗过头之后那种感觉，好像到了天堂一样。不过这件事，我觉得还是自己做主最好，不过，无论是我，还是坚持了整个月的朋友或者完全不理会这件事的妈妈，都没有说犯过什么头疼病。

还有，关于坐月子里的各种姿势。这个我还真是要建议各位妈妈，能躺下的时候就尽量躺着，不能躺就尽量坐着，不能坐就尽量靠着，就算要在家里溜达，也尽量减少一点站着的时间。对腰、腿、关节真的是有影响的。还有，脚步要注意保暖。晚上睡觉的时候，要记得把后背用被子裹严实一点，免得漏风，这对身体是有影响的。这一点有切身体会。不过我想坐月子的妈妈们，大部分的时间都是躺着吧，除了你若是选择母乳喂养，这个就要非常讲究姿势了。在这个事情上，我没什么太大的发言权。因为我只喂了一个月的母乳，而且大部分的时候是用吸奶机吸在奶瓶里的。所以建议你请教专业的月嫂或者是看一些书籍的指导。

除了这些之外，还有一些我能想到的，就都全盘托出，希望能帮到新妈妈们。

其实，生孩子真的只是一个刚刚开始，而坐月子的时候才是最难熬的时刻，但是我认为在这一天来临之前，建议不要给自己太大的心理负担。这样想吧：无论你多么焦虑烦躁，坐月子的日子一定会来的，这时候你才会发现什么叫做“禁忌”的可怕。比喻起来，真是和坐牢没什么太大区别。

而且，在坐月子的时候，因为子宫没有恢复好，你也不要太多去抱孩子，以后有你抱宝宝玩的时候呢，坐月子期间你要注意的，就是保暖、吃好喝好睡好。我无法忍受传统的坐月子里不能洗澡的说法，所以我在剖腹产满了一个星期之后就洗澡了，医生也说只要伤口恢复了就可以洗澡。之前建议你擦身，会舒服一点。这一点，也还是由你自己来作决定吧。

至于产后抑郁症。因为在生孩子之前曾经患过严重抑郁症的我，一直到今天，因为产后抑郁症都还在吃药调理，所以在这件事情上，大概我没有办法给你太多的指导。

不过我想说的是：几乎所有的产妇在生孩子之后都会有情绪的波动，医生会告诉你，这是因为身体内激素的变化而决定的。但是想想看，一个新生命的降临，打破了你过去所有的一切生活习惯，你有太多东西要适应和学习了，而且坐月子的时候连楼都不能下，有的老人家也会禁止你看电视看书，说是对眼睛不好。甚至连下床的次数都不要太多。想想吧，这样的日子，就是一个正常人，是不是也会憋得不痛快呢？所以，产后抑郁症是非常常见的。随着时间的推移，一般情况下会逐渐好转，如果三个月之后，你还是觉得自己情绪低落，经常性沮丧，不明白为什么要过这样的生活，我的建议除了你看专业的医生之外，还有就是找你的，当了妈妈的朋友倾诉，就如同我的“闺蜜妈妈”对我说过的话一样：“千万不要灰心，不要觉得为什么自己当妈妈好像很失败一样。”

我们从生下来就在学习，学习做人做事，当妈妈这件事，更是不容易学啊。所以不要责备自己。

还有一个建议，在你坐月子期间，能力范围之内，最好最好是聘请一个专业的月嫂，可以由朋友推荐或者是找专业的月嫂公司挑选。有一个照顾产妇和新生儿的专业人士在你的身边，会给你带来很多方便。开玩笑说，比老公更重要，这个时候他大概只能给你心理上的安慰，而且说不定他也因为身份突然的转换而抓狂呢。至于你家里的老人也许不同意，因为他们大概都会说：你都是我带大的，我也有经验。

但是相信我吧，月嫂是非常好用的。虽然价格会比一般的保姆高一些，但是绝对是物有所值。你可以在自己怀孕八个月的时候就去挑选合适的，最好见个面，了解一下她的资料，看看是否投缘。对，这个事情，也要讲究缘分的。

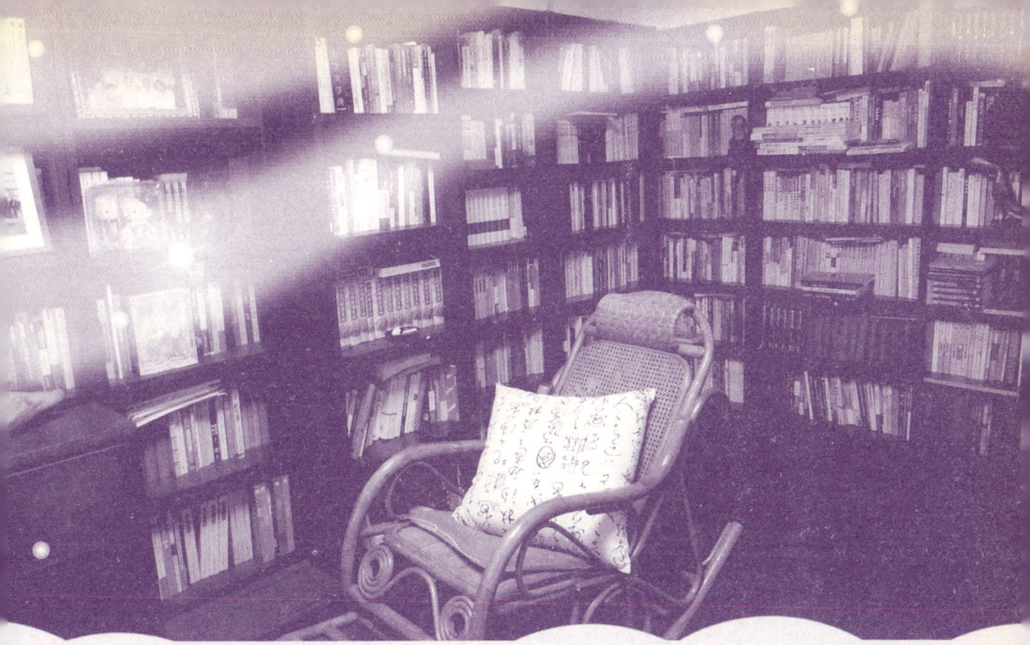

我为你爸爸亲手布置的这个书房，将来就是你小小的图书馆啊。

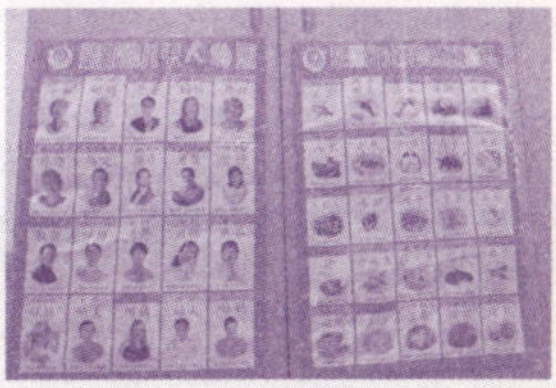

贴在你橱门上的认字卡纸，希望可以带你去认识这个世界最初的样子。

女儿是父亲前世最后的情人

我的丈夫也就是你称做父亲的男人，他在我还怀着你的时候就常念叨，愿望要是一个女孩儿该多好，因为曾有一个很古老的传说，女儿是父亲前世最后的情人。我打趣道，如果是女儿，那你会爱我多点还是爱她多点？呵呵，这个吃醋的问题在你出生以后还真的发生了，不过角色换了位置，我和你的父亲争着吃起了你的醋来，女儿啊女儿，这可就是你的不是啦，你在七个月的时候就学会了叫“爸爸”。一岁之后开始会叫“爷爷、奶奶、阿姨、哥哥、姐姐甚至是你的玩具‘巧虎’”，可是偏偏还是迟迟不肯开口叫妈妈，我每天教你喊“妈妈”，得到的结果永远是“姐姐”。直到今年我的生日前一天，你在毫无预料的情况下突然吐出“妈妈”这两个音符，并且一遍又一遍唤个不停，你爸爸开玩笑说那个发音标准啊果然是遗传，整个儿一个“一级甲等”的普通话啊。你可知道这两个字足以融化我心？这是我今年最满意的生日礼物啊小家伙，你果真是我们的天使，照亮了所有的黑暗。女儿啊，我希望你会在健康快乐生活的同时，像你爸爸妈妈一样，喜欢读书。你要知道，书里有一个又一个不一样的美丽世界等待你去发现，不过，你要先从“爸爸、妈妈”这四个字学起噢……

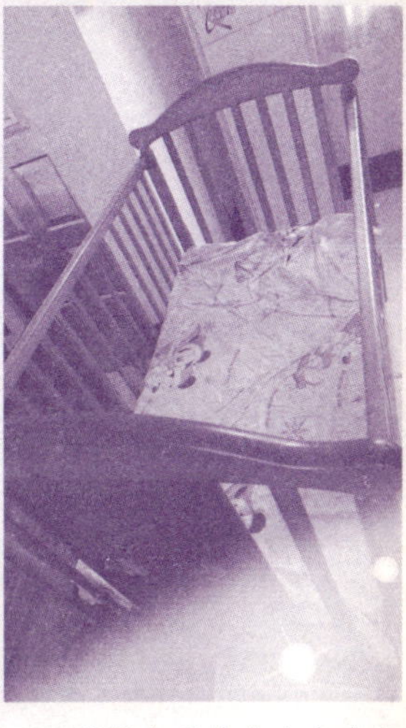

爸爸亲手装的小木床，那个时候你还没有出生，一切看上去都那么遥远。

No.29

看我们的未来有什么不一样

原本世界有美丽的轮廓

也许我们从未用心抚摸

就算这世界充满了灰色

期待的心别轻易退缩

——童安格《看我们未来有什么不一样》

亲爱的宝贝：

未来，是一个充满希望、幻想的词汇，是一个给人力量的信念。未来……多少人希望，自己的未来可以是好的，可以根据自己的意志作转移，把不好的运气统统丢掉，未来重新出发和开始。

可是，未来——到底仅仅是我们的一厢情愿。未来如果都和我们想象中一样的话。未来……未免变成神话世界了。

你希望自己的未来是怎样的？等你上幼儿园的时候，你希望未来的小学生活如何度过？当你进入大学校门，你期待未来找到什么样的工作？当你成家立业，你希望未来的子女会不会按照你的设想发展人生？

哈哈，妈妈对未来也许太过“未来”了一点。如果我以上设想的未来都发生的话，那时候的我，已经是一个白发苍苍的老人家了。

让我们对未来施加一点魔幻色彩吧。

我希望未来的世界不再有战争、疾病、饥寒交迫却得不到救助的第三世界人类。

我希望未来的世界人和人之间的戒备心小一点，少一点，这样也许会交到很多朋友。

我希望未来的世界男人也可以怀孕，感受一下做妻子十月怀胎的辛苦。也许这样他们会对自己的太太更加体贴入微一些。

我希望未来的世界会出现一种语言。就好像古老的说法“通天塔”一般，人人生下来都会讲这种话，无论是哪个民族，哪个国家的人都能听懂，不用费力学习。这样人和人之间的障碍又会少了一点。

我希望未来的世界一只小猫小狗小动物的寿命可以由它自己来决定，而不是像现在这样残忍的最多活十年，这样如果给你从小养一只小狗做陪伴，说不定它会是你终身的朋友。

我希望未来的世界里手机只能在紧急时候使用，更多的时候还是恢复到过去“鸿雁传书”的时代，白纸黑字书写真情真意。

我希望未来的世界，工作繁忙的人没有空旅行的时候，晚上睡觉前只要在心里念叨一下自己想去的地方，就可以在梦境中身临其境去到任何自己幻想的地方，接触当地的风土人情，品尝当地的特色小吃，结交当地的人做朋友，醒来的时候仿佛梦境是真的。

我希望未来的世界，当一个人的生命快要结束的时候，可以不再受到疼痛的折磨，如果对方的另一半愿意和自己牵手一起前往另一个世界，就让他们手拉手梦想成真。

我希望未来的世界里，真的有动画片里的机器猫存在。不要它的百宝箱，有时光穿梭机就够了，我想去看看中国唐朝的盛世，想去问曹雪芹借下半部《红楼梦》来看看，想和李白一起“将进酒，杯莫停”。

我希望未来的世界里，那些高端护肤品研究机构可以发明一种产品，并且价格不要太昂贵，真的可以让上了年纪的女性用了之后不再生皱纹，没有雀斑、黑眼圈，即使老了，也要优雅地老去。

唔，这最后一个希望的未来世界，完全是臭美的狮子座为自己打算的。

亲爱的孩子，如果未来的世界可以任由你发挥想象，我想你一定比妈妈还要具有想象力，一定会想象出更多更不可能实现的——未来的世界。

但，未来无论如何，依旧是一个美好的词汇。对未来充满希望，人生会变得积极和有力量。而且说不定哪一天的未来，妈妈以上说到的未来的世界，真的有那么一些些会实现呢。就像古代人崇拜的千里眼、顺风耳、上天入地下海、一个跟头十万八千里……我们现在的手机、网络、飞机、潜水艇、火箭卫星不都做到了吗?

所以孩子啊，对未来充满信心和期待吧。等你长大就知道了，未来也许未必真的掌握在我们自己的手里，但是未来一定会到来，未来不过是明天的明天罢了。明天的明天将会发生什么，让我们交给未来去实现吧。

No.30

（外一篇）宝贝的周岁纪念

不要教他的太多事

不要说他太多不是

不要让他变得聪明而失去灵魂

如果他是个快乐的孩子

那就让他快乐一辈子

——《单纯的孩子》黄舒骏

亲爱的宝贝：

你就要满一周岁了。

知道你开始在我的身体里孕育的时候的第一反应：双腿发软，手发抖然后去桌子上找烟——忽然停下，好像孕妇是不能抽烟的啊？

没有告诉医生，那时候我还在吃治疗抑郁、抗焦虑的药物。并且过年的时候抽过烟喝过酒。我只知道：我要你。

老天给我什么，我都接着。一直以来，我希望自己可以是一个说到做到的人。

后来一段时间，生活在北京。准确地说，生活在北京一家酒店公寓的洗手间里：每天从早到晚的事情就是专心致志地吐。一直吐到你在我肚子里五个月还不罢休。

然后就是眩晕，无休止地眩晕。连超市和地铁站都不能去，一个星期不能下楼。在家里吃了睡，睡了吃，拼命长肉……就这样，硬是回南京去考试，然后门门功课有惊无险60分通过。人人都说，是你带来的好运气。

孕中期最舒服，可惜只有短短一个月左右。大着肚子去海南。还跳进海里游泳，这样的妈妈不知道除了我，世界上还有没有第二个？

再之后，开始最可怕的几个月。你在我的肚子里日夜不安宁。半夜被你踢醒，有时候抽筋。一天流三次鼻血是最正常的。气短胸闷。脾气暴躁，有时候无端端要哭……

等到最后一个月。当所有的人，连医生都开始期待你的时候，你却没有了丝毫的动静。我游泳、爬山，到处闲逛。可是你——安稳地在我的肚子里享受着。

一直到预产期到了，胎盘钙化、羊水减少，再不生要有危险的时候，所有的人依旧拿你没有任何办法。

宝贝，为了生你。妈妈在医院打了12个小时的催生针，破了医院打催生针的纪录。但是依旧没有丝毫的动静，真的好想问问你，妈妈的肚子里真有那么舒服吗？你赖着不肯出来到底是为什么啊？

无奈之下，紧急剖腹挨了一刀……这才迎接你呱呱坠地的哭声……我的女儿：看见你的第一眼，我咬牙忍住，却还是哭了。

不去回忆捂着刀口第一次下床时候钻心的疼痛，不会去念及坐月子里每天的煎熬，也让我绕过产后抑郁症对我的折磨和伤害。只把目光对准你吧：

宝贝，你就要一岁了。

你会笑、会翻身、会站、会摇晃走路以及呀呀学语，似乎都比同龄的孩子要早一些。我也不去干涉，甚至不去太多理会，我总以为：要顺其自然。你自己是知道的，该做的时候，想做的时候，你自己会努力的。

而我，只想在一旁静静地看着你，就足够了。

我的女儿，人人都说你长得实在漂亮。好几家杂志找上门要给你拍摄儿童杂志的封面，都被我拒绝了。连外婆都义正言辞地说：将来这孩子长大了不准进娱乐圈。

请你原谅大人们的苦心。是，我们都不喜欢那个圈子。我们希望你可以过简单一点的生活。不要在还什么都不知道的情况下就生活在所谓的聚光灯下。尽管人人都对你啧啧称奇：以为你是个混血儿。

有时候看着你的样子，自己也会奇怪：咦，相貌平平的我，怎么会生出这样一个可爱美丽的小精灵来？

亲爱的女儿，你就要一岁了。你已经开始收到来自很多很多人的祝福和礼物。亲爱的宝贝，你从一生下来，就注定会获得很多人的疼爱，你无疑是一个幸运儿。

可是孩子，在你未来的人生之路上，一定不会永远一帆风顺，你一定会遇到大大小小各种各样的挫折，而我能给你的意见和指导实在太有限了，人生里的很多风浪挫折一定是需要你独自去亲身经历和体会的。

不过你不要害怕。即使受到伤害，转过身，疼爱你的人依旧在身后，对你不离不弃。宝贝，如果那些美好的愿望都可以成真，我会把字典里所有的祝福都用在你的身上。

可惜的是，那些仅仅是一个愿望罢了。而作为你的母亲——一个在很多人眼里看来并不是很称职的母亲，我始终拥有自己一套固执且有些偏执的处事方式。

女儿，我想那些东西也许是你不愿意也不应该学习的，或者这都是任何人也左右不了的，因为毕竟你的身体里流淌着我的血液。如果非要我把自己的价值观传授给你的话，简单几个字就够了：永不抱怨，永不解释。永不。

我的宝贝，我从来没有想过未来你会成为一个多么了不起的人，会在什么方面获得什么样的建树，会成长为一个什么样的人。甚至啊，我都不曾奢望你会成为一个真正快乐的人。因为快乐这东西是一瞬间的，是太过虚幻的。

至于什么所谓“对社会有用的人”，更是仁者见仁，智者见智的问题。而作为妈妈，我只希望你的未来：健康、平安。还有，做一个善良的人。仅此而已。

虽然为了生下你，我很是吃了一点苦头。但是若真能换来你未来的岁月静好，我愿意忍受和承担更多。在我还可以承担的时候。

亲爱的女儿，生日快乐。

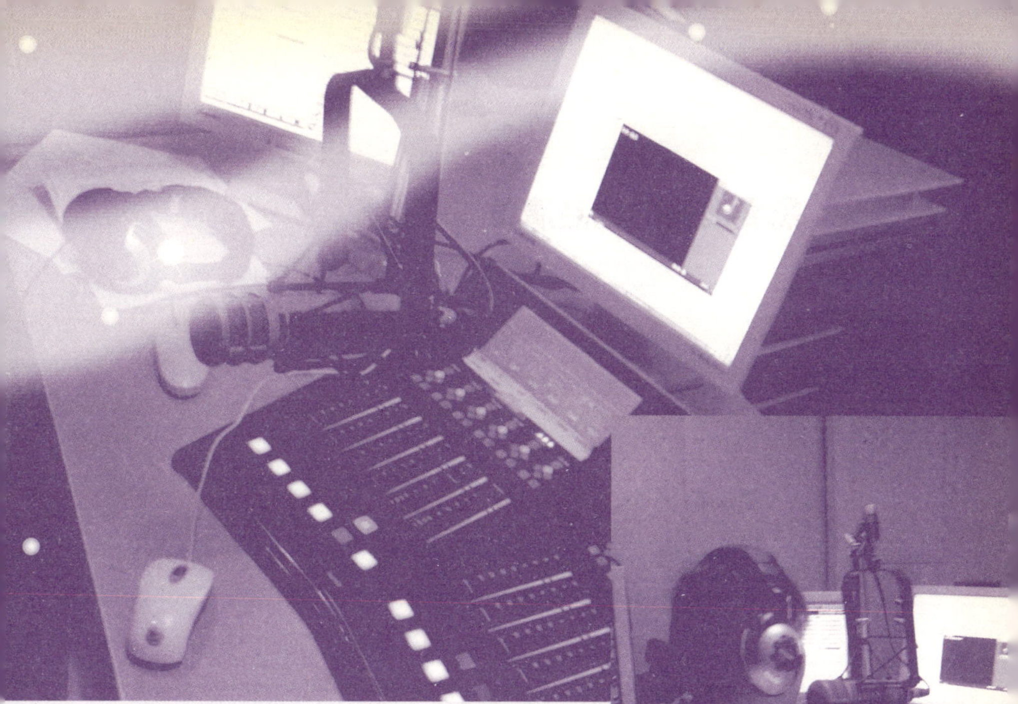

这里曾经也是我的家。

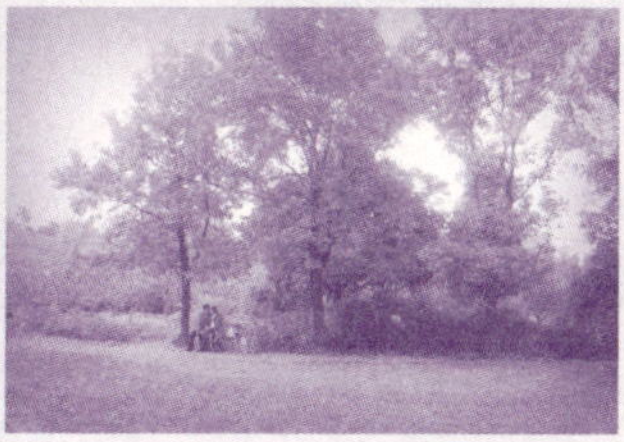

遇见童话以后——不再让你孤单。

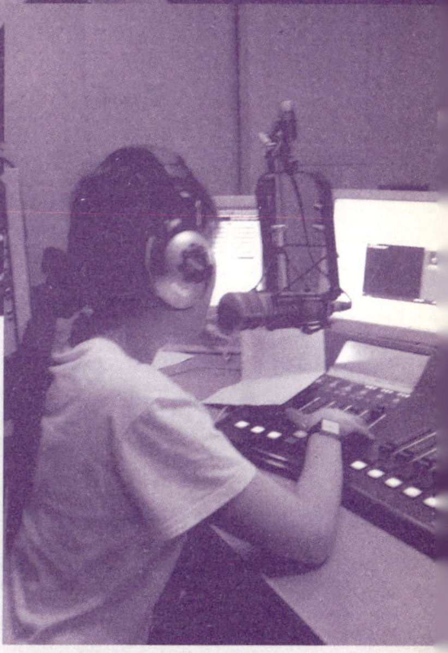

在直播中的背影。

漂洋过海来看你

我在南京七个年头。纵使身边有再多的朋友、曾经相爱的恋人、夜夜守着收音机听我说话的“耳朵们”等等……在大部分的日子里，我是孤单的。七寸话筒、三尺直播室几乎是我的家，夜夜昏暗的灯光下，我滔滔不绝喋喋不休自言自语说足五年，从夜开始到天微亮。我陪伴着晚班的出租车司机、24小时超市的营业员、困惑苦恼的失眠人、不肯睡觉的叛逆少年……有时候下班冷冷的风里，难免心酸：谁来陪伴我的孤单？后来，这个人竟然真的出现了。没有征兆地漂洋过海来看我，在满是红叶的枫树下告诉我：在我们相见的那一刻，我就再不是你生命中一个无辜的人了……我不会让你孤零零的一个人，你是上苍恩赐给我最好的礼物……于是，我终于离开了曾经深深眷恋的直播台，跟着他推开了生命中另一扇“光明之门”。我总在节目里说：“我只是想陪你一段夜的归路”。可是路再长，也有走到尽头的一刻。而他牵着我的手，从孤单的直播室、秋日的树下一直到——把一串钥匙作为求婚礼物送给了我。他在树下对我的承诺，他做到了。他给了我温暖真实的家、活泼可爱的女儿，宽厚包容的胸膛。我一直说，孤单是好的。因为我始终相信，每个孤单的灵魂，都会遇到那个点亮你每夜孤单时分的人。

需要准备的物品清单

一、大件用品

婴儿床。一个。

建议选用木质的，可以扩大的，固定的太小的婴儿床不实用。床板最好是可以调整高低的。因为宝宝稍微长大一点很容易会爬出来，很危险。另外，床要彻底清洗除菌，即使是木质的，也要事先打开一段时间散散味道。建议可以多比较几家，因为市面上的婴儿床的价格差异都比较大。有的婴儿床会加送一个可以在床四周围固定的摇篮，是给新生婴儿用的，如果价格相差不是太远，你也可以选择这种类型的。

还有一点注意的是，选择的床是要可以安装蚊帐的。或者直接再购买一个专门的蚊帐。有专门给孩子用的，落地式的。我比较建议后一种，因为独立的蚊帐可以使用的时间长一点，将来换大床也可以用。大约可以使用到三岁之后。

婴儿车。三个。

第一个是宝宝小的时候用，但用的时间比较短，一岁以内。所以要注意车内的柔软和保暖度。其实主要还是给宝宝用来睡觉的，所以适合平躺的床比较实用。如果有朋友或者亲戚家里有闲置的旧婴儿车，也可以借来使用，既环保又经济。

第二个是婴儿学步车，不要给孩子使用太早，八个月左右等宝宝的骨骼发育得比较成熟才开始逐渐使用。

第三款婴儿车是轻便型的，也就是伞车款式了，轻巧可以收拢，易于携带。不过要注意挑轮子比较大的，这种相对结实。但不能太重，上下楼不方便。

枕头。两个。

决明子、荞麦枕都可以。

初生儿可以用小毛巾叠起来做枕头就行了。厚度大约五厘米就可以了。

前面说到的决明子或者荞麦枕头都是比较适合天气暖和的时候用，而如果是冬天，三个月之后的婴儿建议还是另外买一个棉布的枕头。要注意枕头的高度。个人觉得市面上给婴儿的所谓定型枕是非常不好用的，刚出生的孩子都是喜欢头朝一个方向睡觉，也就是我们经常说的会把头睡歪，这个问题用定型枕是解决不了的。一定要隔几个小时给宝宝换一个方向睡觉，而如果有的宝宝很顽皮，一定要朝一个方向睡觉，那么就把TA周围全部用毛巾或者床单堵起来，让TA没有办法侧身，一段时间之内头和脸睡歪了的问题就可以纠正过来了。

床上用品。三套。

比较了一下市面上的各类婴儿床上用品，比较好用的是珊瑚绒质地的，软而且贴身又轻薄还暖和。最好准备一薄一厚以及适中的各一套，可以根据天气变化加减，也方便换洗。

如果是冬天，建议给宝宝新打一床被子。我就在“闺蜜妈妈”的指导下去打了一床蚕丝被，可以做得尺寸大一点，等孩子长大些也可以用，或者天冷的时候有一半放在身下当褥子用。床单床围等选用纯棉质地就可以了，可以选择喜欢的图案和花纹以及颜色，最好是两套，方便替换。枕套也要预留多一个置换。个人觉得可以自己去布匹市场扯布来做，根据你选购的床来准备床上用品的大小。不过最好就是先买床，后准备床上用品，因为现在很多商场做活动的时候，在买床的同时会加送床上用品，但是说实话质量都一般。

还有一点，如果你是自己打算扯布料来做床上用品的话，做枕套的时候注意最好要求枕套内有一层夹棉。因为即使是夏天用的决明子之类的枕头，也还是多少会有一点凉，夹一层薄薄的棉就会好很多。

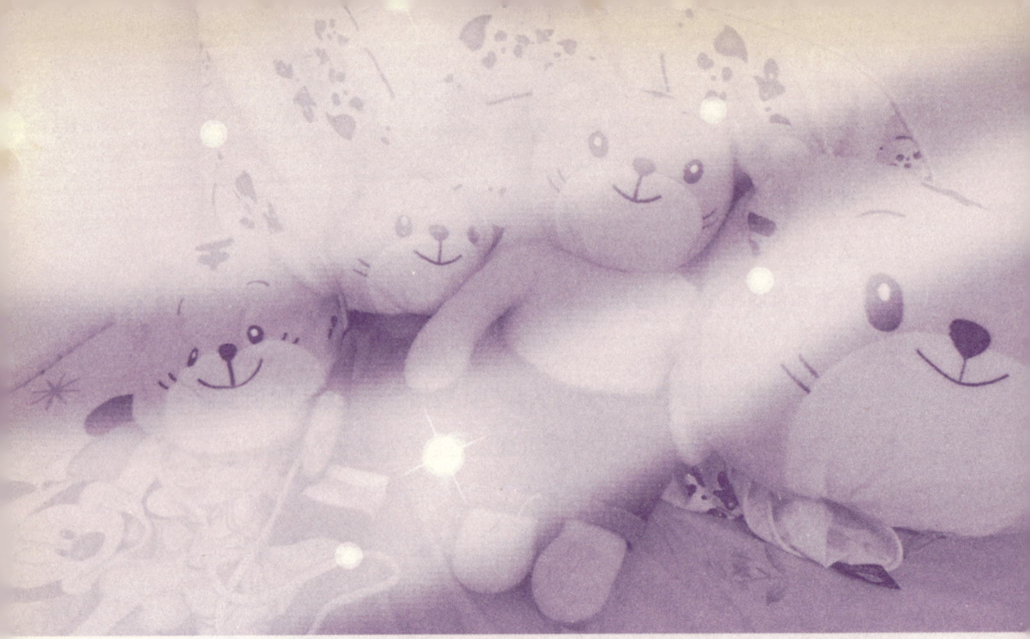

巧虎小包、巧虎抱枕、小巧虎、大巧虎……

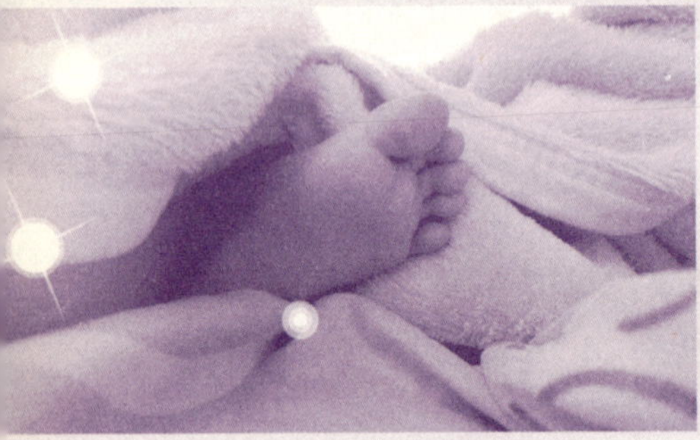

真想咬一口啊……

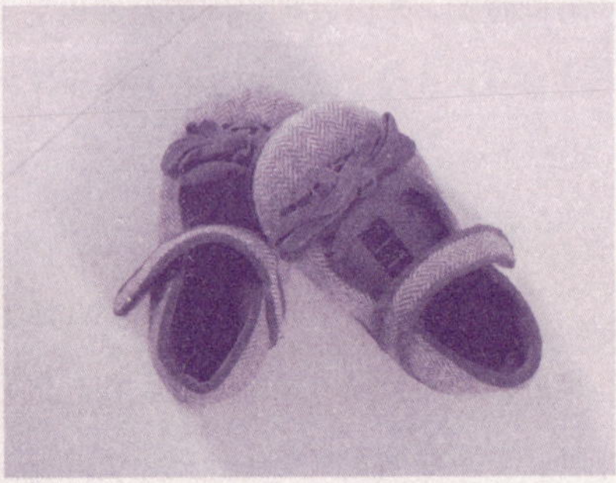

买给女儿的第一件新年礼物。

魔怪小童演变史

妈妈结婚的时候，当然也要按照风俗穿上手工缝制的龙凤红旗袍，龙凤高跟鞋。那些只穿过一次的珍贵物品，将来都留给你继承。你永远也想象不出，妈妈小的时候，家境是怎样一种贫寒。没有像样的玩具、漂亮的衣服鞋子，甚至连照片都非常少。所以有时候我甚至有点小小地嫉妒你，但表达嫉妒的方式是我想把自己童年的缺憾弥补给你，于是每天拍摄你各种各样的照片，买各种各样的玩具、漂亮的衣服鞋子给你。送给你的第一份我精心挑选的新年礼物，是一双我模糊记忆里自己年幼时很想要的鞋子，尽管知道你会很快长大穿不上，但我依旧会保留起来，那将会是属于你的童年记忆的一部分，也是属于我的“旧物收藏”呵……很奇怪呢，小小的你，独独钟情妈妈最不喜欢的红色，和既傻气又不起眼的玩具“巧虎”。有天半夜，你一脚踹在我的脸上把我弄醒了，自己却悠悠地用广东话叫了一声“巧虎”，然后在黑暗里抱过它继

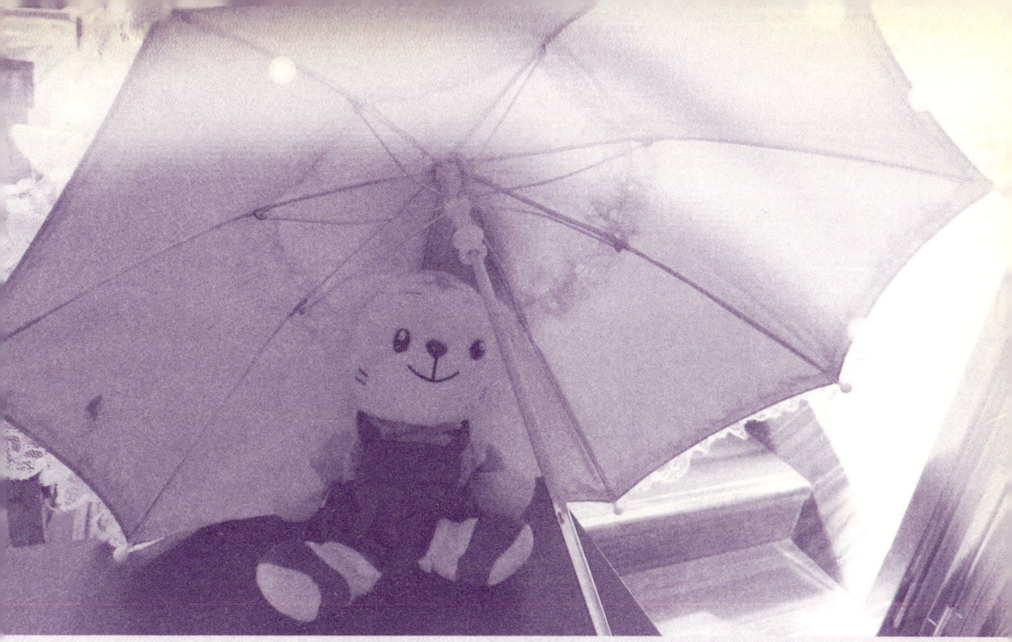

我把最爱的给最爱的你。

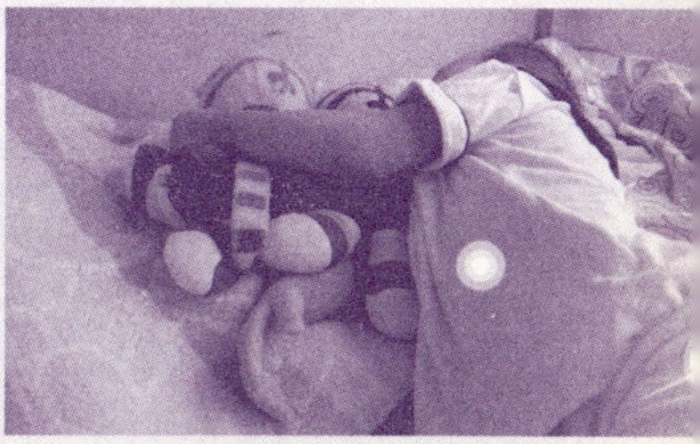

睡觉也要在一起。

请问这是在练什么功夫?

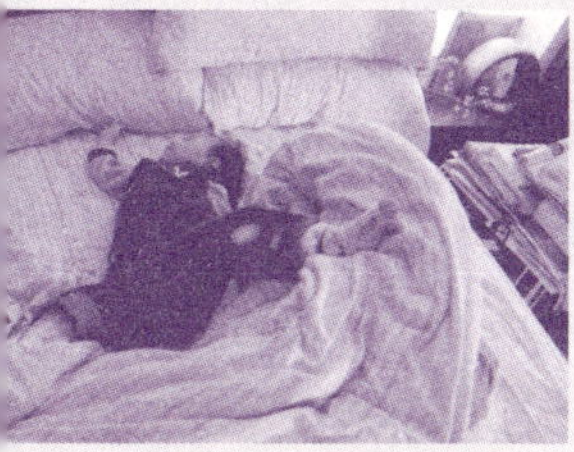

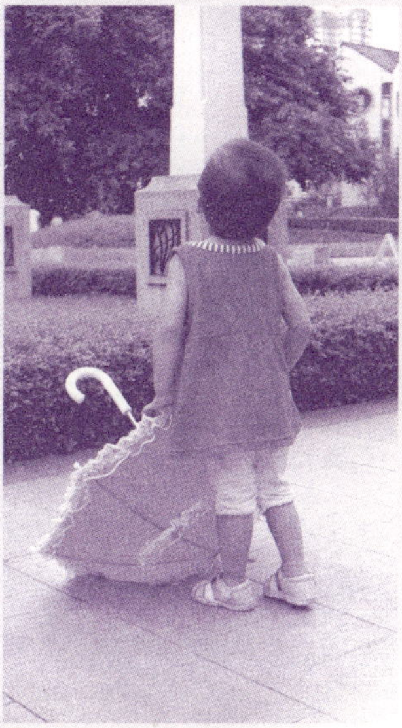

谁说只有子女会注视父母的背影?

续睡去，留下再也无法入睡的我哭笑不得。女儿啊，你的小脚丫，你的一个背影都会引起妈妈心里的波澜：你把自己最喜欢的伞给最爱的玩具，长大了你会不会爱其他什么人或事多过爱我？我想每个妈妈都有这种“失落症”吧？可是看到你四脚朝天呼呼大睡的样子，我又觉得，只要你快乐，对于我来说还不够吗？纵使我买再多的玩具衣服鞋子给你做礼物，纵使我在你身后默默注视你的背影，纵使我在你熟睡的时候“偷拍”你，纵使我用尽天下所有的形容词，母亲对女儿的爱，怎么可以用语言或文字来表达呢？我以为，感情似河流涌动，情到最深处是没有声音的。

二、宝宝的基本用品

洗澡盆。一个。

买大的，实用。下面有可以放水口的。

沐浴网。一个。

搭在洗澡盆上，让宝宝躺着洗澡用的，不过其实建议最好不买。可以的话，还是学会抱着宝宝洗澡吧，TA会比较有安全感。而且稍微大一点之后，宝宝会坐着或者跪着洗澡。不过要注意不要让TA耳朵进水，这个是很危险的。

脸盆。五个。

一个洗脸，一个洗屁股，一个洗衣服，一个洗奶瓶，一个备用，分开使用最好。

大浴巾。四个。

宝宝小时候可以包裹TA用，洗澡擦干身体用，长大以后也可以用来当小毛巾被子使用。不过要注意薄厚程度分开，有的太厚了，对宝宝娇嫩的皮肤不好。所以给宝宝用的浴巾一定要亲自挑选比较柔软的，稍微薄一点的，吸水力度好的。

小毛巾。若干。

这是消耗品。选择纯棉质地的，小纱布巾也很好用。我在淘宝网上各买了一打。非常实用。喂奶的时候给宝宝垫在嘴巴下面，也可以洗脸、洗屁股等等。

沐浴露和洗发露。各一款。

“闺蜜妈妈”说，其实不需要给初生儿用太多这些东西，宝宝身上有天然的保护膜。尤其满月之前，基本用清水洗就够了。

而我的建议是一周使用一次就可以了。所以开始的时候可以买小包装，中性PH值的。“施巴”的据说不错。而我在香港发现一个德国牌子“BUBCHEN”，设计得比较合理，洗头水小瓶装，沐浴液就是大瓶。因为相对来说，用洗发水洗头发要比用沐浴露洗身上的次数少一些，而这个牌子的按摩膏也不错。我家宝宝现在就是在用这个牌子的。

另外，“贝亲”这个牌子的按摩油听说也很好，冬天干燥，脸上也可以用，而“强生”的感觉一般，不推荐。

还有一个细节请注意：最好在选择购买的时候，挑选瓶盖是“挤压式”的，因为如果是一个人给宝宝洗澡，要拔开或者掰开一大瓶洗发水，不是很方便。

爽身粉。一盒。

我买的是“强生”的。但是还没用。书上说初生儿不要用，等三个月后可以用。或者是夏天容易出痱子的时候再涂。另外很重要的一点，在给宝宝涂抹爽身粉的时候，先用粉扑涂抹在自己的手上，抹均匀之后再给宝宝涂，以免飞起的爽身粉沫被宝宝吸进鼻子和嘴巴，这点一定要记住。

说老实话，我自己怀孕期间长了不少痱子，所以先用了不少，嘿嘿。还听朋友说，“贝亲”这个牌子的也不错。粉扑，就不用单独买了，买爽身粉会送的。

润肤油（按摩用）。一瓶。

也是消耗品。“闺蜜妈妈”说她买的是“贝亲”和“NUK”的。“NUK”的用起来感觉还不错。而我的宝宝在用的依然是“BUBCHEN”这个牌子的，我个人感觉也很好。

洗衣液和洗衣粉。各一款。

也是大量消耗品。选择中性PH值的。一瓶洗衣液一包洗衣粉，都是婴儿专用的。买的是“贝亲”的，味道淡点的比较好。

湿纸巾。若干。

大量消耗品。我买的是“强生”的。要注意不要买有浓厚香味的，最好是没有任何味道的。尤其是初生儿擦屁股用很多的。“强生”的比较好用。建议可以一次多买一点。另外也注意买几个小包装的，出门的时候方便携带。

护臀膏。一支。

用纸尿片宝宝屁股容易红红的。买小支的就行了。牌子还是那几个，可以根据你自己的喜好选择，但是我个人建议是选择味道淡一点的。另外，其实用天然的植物油也可以，因为天然植物油对皮肤没有刺激。而护臀膏只是比较方便，但是稍微有点刺激，会使得宝宝的屁股容易缺水变得比较干燥。

细棉棒。若干。

最好稍微粗一点的也准备一些，用来洗澡之后擦一下耳朵，还有消毒肚脐。很必要。

尿片。若干。

在这个问题上我和“闺蜜妈妈”都有一个共识，虽然纸尿布不是很环保，但是用起来比较方便，而且若是每天洗尿布，我想带孩子的乐趣会少很多，即使你家里有保姆，那种感觉也会是终日沉浸在“屎尿屁”当中，哈哈。

最开始选择初生婴儿的，不要一次买太多，因为婴儿长得很快，不久就要换成S码了。如果有朋友送，也要提醒他们注意，不要买太小的。

隔尿垫。一张。

普通的牌子就可以了，淘宝上也可以找到，防止宝宝把床尿湿。但说起来真的作用不大，因为宝宝都是穿着纸尿裤的嘛。但是等宝宝稍微长大一点，不穿纸尿裤的时候还是用得上的。

奶粉。一罐。

一定要准备，先买小盒装的就可以了。奶水未下来之前，宝宝需要吃奶粉的。而且如果你买大盒装的，TA未必喜欢你选择的牌子的奶粉口味。其实所有的孕妇指南上都会建议你选择母乳喂养，我也是这样看待的。

但是如果你一开始就打算让宝宝吃奶粉，那么我建议你选择日本奶粉，说实话，安全，嘿嘿。可以找香港的朋友代购。而我的几个朋友的孩子，吃的是“惠氏”，据说也不错。我自己的孩子是吃日本的“和光堂”奶粉，感觉吸收和消化都比较好。

另外，换奶粉至少是三个月一次，如果你感觉吃得不好，那么一个月也可以尝试换一下。换奶粉的时候有两种方式：一种是一天当中有一餐加一次新奶粉，诸天递增。一种是两种奶粉混合在一起，新奶粉的量也是逐渐由少到多。不过我个人觉得前者比较好。

奶瓶。八支。

最好是六个大的两个小的。需要的时候再添置。“贝亲”，“新安怡”，“NUK”，“布朗博士”都是常用品牌。

奶嘴。三支。

其实也是消耗品。但不用和奶瓶一样买八支。因为买奶瓶的时候都是附带奶嘴的。所以先买三个替换作备用就可以了。因为奶嘴上的孔有大小之分，到时根据宝宝的喜好再买不迟。不过要和你买的奶瓶相配套。

奶嘴从质地上来分，主要有乳胶和硅胶两种，按个人喜欢选择。

也是朋友告诉我的，乳胶的奶嘴就比较天然一点，但是相对质量稍微有点硬。而硅胶质地的，可能塑料味道稍微有点重，但是软，但也不必担心硅胶质地的会影响孩子。

而“贝亲”的新生儿奶瓶和奶嘴都不错。要注意有的奶嘴是多功能的，就是上面分别有“S、M、L”三个号码，哪个方向朝上就是哪个，其实就是奶的流量不同。不过我建议还是不要选择这种多功能的，容易混乱。

在宝宝三个月之后，选择“M”号的奶嘴就可以了。而奶嘴上还有一个讲究，有的是圆孔形状的，有的是十字交叉形状的，其实都是根据奶瓶里奶水的流量决定的，我个人建议是各买一个先试试，看看宝宝习惯用哪一个。其实最简单的就是三个月之前的孩子用小号，三个月之后换中号就可以了。

奶瓶刷。一支。

有必要。清洗奶瓶用的。

奶瓶清洁剂。一瓶。

虽然学化工的朋友介绍说，这无非是些表面活性剂，可以用清水多洗几次就好，但是我还是买了。因为不一定天天用，可以一周使用几次。牌子就不推荐了，你可以闻一闻，味道越淡越好。

奶瓶消毒器。一个。

很方便，很需要。一定要买。

奶瓶夹。一个。

用沸水煮奶瓶消毒的话，就买一个。不过用处不大。

温奶器。一个。

孩子冬天生的话有用。但是我觉得，如果你把奶瓶放到一个装满热水的碗里来加热也是可以的。不过这一点就要掌握热水的温度了，以免破坏奶粉的营养。一般是七十度左右的水用来温奶比较合适。

所以这个东西，根据你个人的需要来决定吧。除了温奶器，市面上还有一种凉奶器，其实就是相反的道理，奶冲得太热了，可以适当降温，在夏天比较好用，但是一般情况下，真的会有妈妈或者保姆用高温的水冲了奶之后再用凉奶器调整到合适的温度吗？我比较怀疑。万一你真的把奶冲得太热了，放在冷水里稍微冲一下就可以了。基本上孩子吃奶的温度是38度左右。这一点，做妈妈的应该掌握。

奶粉隔盒。一套。

市面上都是按套卖的。大概三四个一套。主要是出门方便。但是我个人觉得，出门的时候把奶粉按照量倒进奶瓶里直接带着也可以啊。但是奶瓶是要消毒之后甩干里面的水才能放奶粉的。所以这个的选择，也根据你自己来决定了。

小碗小勺。两个。

小碗三个月后准备不迟。勺子可以先准备好，喂东西用。有初生婴儿专用的。质地很软的那种。不过新生儿基本上喝奶粉，在三个月之前也不一定用得上。不过如果你的孩子是相对比较早出生的话，可能在三个月之前需要喂一些葡萄糖水等等，如果宝宝吸吮力不够的话，可以用小勺子喂宝宝。

三、宝宝的衣服

和尚衣、哈衣。三套。

选择纯棉质地，开襟的，零到三个月的，系带的，初生儿皮肤娇嫩，有纽扣的不合适。如果你有朋友家里有旧的，也可以。有句话说孩子就是要穿“百家衣”的。不过要记得消毒哦。我买回来的新衣服，不仅仅是用了婴儿洗衣液，而且听从了朋友的意见，使用了最老土的方法，用开水煮了一下，觉得这样消毒更安全。还要在阳光充足的时候暴晒一下。

关于新生儿的衣服，够穿就行，不要买太多，宝宝长得很快的。买来的衣服要注意领口，不要太松的，如果天气冷的话，脖子会进风。还有就是有些哈衣是带脚连体的，这种也比较好，相比较穿袜子，我更愿意选择这一种。

棉衣、背心。两到三套。

当然如果是夏天出生的，就不需要了。如果是冬天，那种棉质背心很好用。可以选择薄厚各一到两款。我比较喜欢“英氏”这个牌子，设计得很合理而且精致。

外出服。两到三套。

买三到六个月的，因为两个月之前的宝宝大部分时候都是被子裹着的。不用多买，但也是一定要准备的，因为总有出门的机会啊。如果是冬天，就选择厚一点的，连身的比较好，穿分体的裤子衣服比较麻烦，而且小宝宝总是动来动去的，裤子容易掉。还有一个原因不需要准备太多，还是因为孩子长得快，而且朋友可能也会送。

另外在选购外出服上，有一点非常重要，千万要注意：不要买那种有拉链的衣服，容易刮伤宝宝。扣子的也要选购暗扣形式的，如果你非要选择有拉链的，拉链也要是从下往上拉的，不然的话，每次给宝宝换尿布会非常麻烦。

口水兜。两个。

纯棉质地就可以。初生儿用小毛巾最方便，口水兜大些时候才需要。

袜子。三双。

选择袜腿长的，简单的。袜口要松，脚部保暖很重要。

帽子。两顶。

我买了。但几乎没用过，据说如果戴惯了帽子，就要一直戴的。而且很多孩子都不喜欢带帽子。所以如果天气冷的话，我建议外出服可以买那种带帽子的，衣服本身的帽子就比较大，很遮风了。

手套脚套。两套。

我和“闺蜜妈妈”都觉得不必要。在去买的时候，周围的妈妈们都说不好用。而如果是冬天生的，又在寒冷的地方，我建议你干脆直接买大号的脚套给宝宝套手，这样既保暖，又可以让宝宝的手有活动的空间，而如果孩子稍微大一点，两个月之后有时会抓自己的脸，你可以买纱布自己缝制一两套。

包被。四套。

需要买。厚薄各两个。非常实用。几乎是可以当一件衣服穿的。所以也要经常换洗，于是就多买两套吧。

睡袋。两套。

宝宝睡觉保暖，很需要。或者是睡袍，下面部分是开口的，不是裤子形的。可以方便宝宝活动脚，因为孩子睡觉都不老实，如果穿裤子睡觉踢到裤子，伸不开脚的话，很容易醒来就哭。另外，在睡觉的时候才专门换上睡袍，宝宝时间长了会养成一种习惯，一换上这种睡袍，就感觉要睡觉了，条件反射一样。

小毯子。三条。

很需要。正方形的、长方形的都可以，大小不同，薄厚也选择不同的。新生儿都是抱着的，半夜起来喂奶的时候盖上，不会着凉，也可以根据温度加减。

水温计。一支。

不必专门买。买游泳圈时有得送。如果宝宝在寒冷的冬天出生，你不打算给TA游泳的话，那么就需要买了，要测量一下洗澡时候的水温。新生儿一般洗澡的水温在38到40摄氏度之间。太冷了容易着凉，太热了会降低皮肤的抵抗力。

游泳圈。一个。

小宝宝都是很喜欢游泳的噢。而且，也可以锻炼TA的体质。另外，游泳的孩子晚上睡觉会睡得比较好，就好像我们大人运动之后累了就比较容易休息一样。

肚脐贴。三盒。

现在市面上卖的应该都是盒装的，一盒有30片左右，游泳的时候保护肚脐。洗澡的时候就不要了，只是洗完澡消毒肚脐就可以了。一般新生儿的脐带都会在一定时期内脱落。

游泳池。一个。

选择那种圆形的比较好，深一点的，而且要可以充气折叠的。如果你家里的洗手间不够大，就更需要了。我听朋友说，她买了一个最大号的储物箱，给宝宝游泳，将来也可以放东西，但是我个人觉得储物箱太硬了，所以还是软一点的婴儿专用游泳池比较好。

指甲剪。一支。

宝宝的指甲长得快，一定要买。防止TA抓伤自己的脸。但是建议不要买所谓的“宝宝安全指甲剪”，不好用。买个普通小的斜口指甲钳就很好用。

安全别针。一个。

作备用。其实作用不大。

晾衣架（圆形多夹的）。两个。

晾宝宝衣服用。夹小毛巾、小袜子什么的。

小衣架。20个。

有专门给小孩子用的，晾宝宝衣服用。最好和大人用的分开。而且每次用之前最好清洗一下。

小木凳。一个。

给宝宝洗澡，无论是你自己动手，还是家里人或者保姆，都最好买一个矮一点的木凳子坐着，防止大人蹲着的时候滑倒，宝宝也可能受伤的。

暖水瓶。一支。

推荐日本产的“膳魔师”牌子，保温效果比较好。有不同大小型号的，方便你选择带出门还是在家里用。我发现很多家长都是买那种保温袋，就是出门之前把奶粉冲好放进去保温，但是我觉得还是不如新鲜冲奶的好。

金银花。一小袋或一两。

一般宝宝下巴都会出现奶癣，用金银花涂抹效果很好，如果脸上长湿疹也可以试试金银花或珍珠粉，但是如果你的孩子有先天的蚕豆病，那么这两种东西都是不可以用的，你要去咨询专业的儿科医生。另外，给宝宝洗脸，最好从一开始就用冷水，宝宝习惯了之后不会着凉的，对皮肤有好处。

床头挂铃。一件。

要注意设计的样子，有的看上去虽然很漂亮，但是从宝宝躺着的角度来看，永远只能看到那些玩具的屁股或者是一个方向的图案。记住这个不是给大人看的，而是用来提高宝宝眼睛的识别能力的，所以选购的时候要注意从宝宝的视角看是否合适。另外，挂在床上，要结实点的，不要忽然掉下来。

四、妈妈用品

吸奶器。一个。

母乳喂养且奶水很多的情况需要。据说“新安怡”的好用。而我买了一个，几乎没什么用处，当然这是我自己的原因，因为我天生乳头内陷。如果你也是同样的问题，那么最好的办法是去医院或者是专门的器材店，租一个电动的，比较好用。记住如果你有相同的情况，要提前租，因为一般情况下都要排几个星期的队。而所谓的仿真乳头，实在是不好用，建议没必要尝试。

防溢乳垫。若干。

母乳喂养需要。大量消耗品。建议先买两大盒。我用的是“贝亲”的，也是“闺蜜妈妈”推荐的，便宜又好用。千万不要买可洗的，麻烦又聚集细菌。淘宝网上就有，比市面上便宜一些。

哺乳文胸。两到四件。

母乳喂养需要。根据你的胸围来选择。

安全哺乳衣。两件。

有背心式的，也有T恤款的。表面上和普通衣服没什么区别。如果你是母乳喂养的话，需要这样的衣服。这种安全哺乳衣，就是在胸前有两个开口处，方便你出门的时候给宝宝喂奶，不会发生走光的事情。注意选择纯棉质地的。

卫生垫。一到两包。

一般孕妇店里会有，一包大概五片。主要是洗澡完之后铺在床上，因为坐月子的时候，无论是擦身还是洗澡完，都会觉得体力消耗很大，所以最好躺下来消毒伤口以及穿内裤，所以卫生垫是防止把床单弄脏的，和卫生巾不一样，很大，四方形的。上面是棉质的，下面是塑料的，弄脏了就可以随时丢掉。

产后纸内裤。若干。

我从淘宝买了很多，很便宜，质量也不错，而且实用。建议可以多买一些。其实纸内裤之前我已经说过，从怀孕的时候就可以穿。

卫生巾。若干。

大量消耗品。为了卫生一点，建议你几个小时就更换一次。有产后专用的，比较厚。刚生产之后的那一两个星期可以用，等你的出血量没有那么大的时候，就可以用夜用的卫生巾了，加大加长型的。牌子就看你个人平时用的了。个人还是习惯“护舒宝”。

洗壶。一支。

坐月子的时候洗下身用的，挤压出水，比较卫生。因为水是慢慢喷射出来的，如果你是剖腹产，也不会弄到伤口上。一定要买，很重要。一定一定要特别注意款式，是挤压型的。类似一个矿泉水瓶，只是瓶口处是挤压出水的，而不是倒水出来。

酒精。两瓶。

用来擦洗伤口。而宝宝消毒肚脐的酒精也要准备，医院应该会有专业的。

托腹带。一件。

生产前用。八个月肚子大得受不了的时候可以起到托着子宫的功效，我买了，但几乎没怎么用，因为觉得不舒服，看个人喜好需要。

束腹带。两件。

产后用。帮助恢复体型。我买了一件，医院送了一件，虽然勒着不舒服，可是医生说防止子宫下垂，所以我很老实束了自己半个月，是24小时穿着啊。两件也方便换洗，干净卫生。

厚拖鞋厚袜子。各两套。

入院的时候需要。回家坐月子也需要注意脚的保暖，特别是秋冬天。

开襟式睡衣裤。六套。

坐月子时在家里穿。一定要多准备，因为坐月子的时候很容易出汗，即使是在冬天。所以多准备几套，换起来方便，你也会感觉舒服一点。就算以后也能穿，不会浪费的。记住，一定要买开襟式的，不然不方便喂奶。

毛巾。五条。

一条洗脸，一条洗脚，一条擦身，一条按摩乳房敷热水用，尤其是在坐月子开始奶水还没有下来的时候，按摩乳房敷热水很有效。还有一条备用。都需要分开。而下身，最好就不要用毛巾，还是纸巾比较卫生一点，再不放心就自然晾干好了。

盆子。五个。

和给宝宝准备的一样，多一点。洗脸、洗脚、擦身都最好分开，敷乳房的更要分开。再留一个备用。坐月子的时候，卫生一定要讲究一点。

棉球。若干。

无论是用来擦拭消毒伤口，还是偶尔给宝宝用，都是需要的。

女人如花，花似梦

一、我的三个最爱：栀子花、姜花、马蹄莲

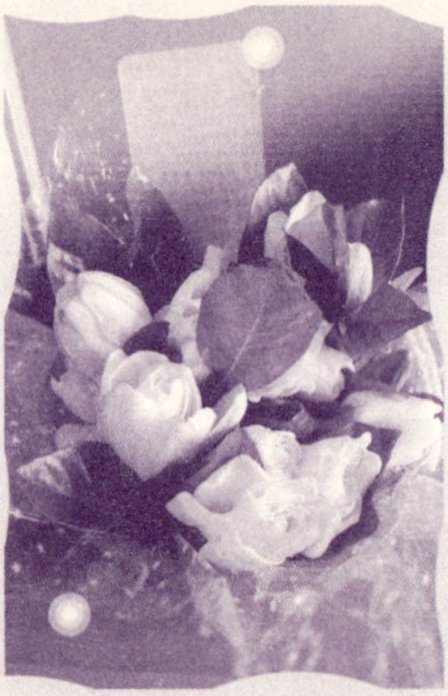

干妹妹诺曹自南京寄来的栀子花，立刻满屋芬芳。

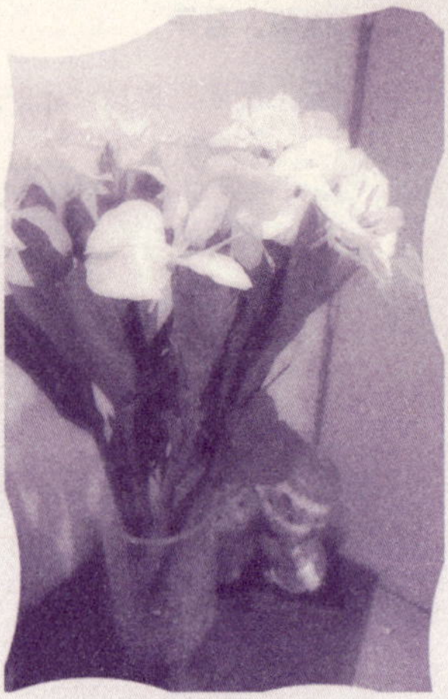

不可一日无姜花。

立夏的时候收到来自南京街角的栀子花，她们貌不惊人，枝叶显得丑陋而随便，又矮又细被大捧小簇地插在绿色的花泥上，我猜是为了空运起来方便，所以采用了稳固的结构小红桶来作为承载她们的大容器。栀子花美得放肆而深浓，有着属于南方的潮湿气氛，在结束之前即已经离开。她们使得我相信，身边的人和物只有在特定的时间里才有交往相伴的可能，人不能太贪心，花期短暂又怎么样，也许正因为这样才会有人唱着怀念，草萋萋少年人老，水悠悠繁华已过了。拍照的那日是在又一个黄昏，抬眼看见的苍茫远处云朵低垂，有霞光。那一刻，我就在心里告诉自己会记得。

不管如何小心翼翼照顾，姜花两日之内必定凋谢，她们枯萎掉的样子和栀子花很像，发黄变软，皱皱的折成团，像浸了水又被风干的卫生纸，但叶子和根茎却依然苍翠挺拔。她们活着的时候吃水吃得厉害，是亦舒小说里标志性都会里的美丽植物，远看上去像百合，但其实不是，香味要好过百合许多，寿命也出奇的短暂。把她的根茎从底部斜着剪开去，一度引起我的怀疑，花如其名，竟然真的是有浅淡的姜味，似乎介于植物和中药之间，于是我就在心里暗暗地称呼她们为——中药花。

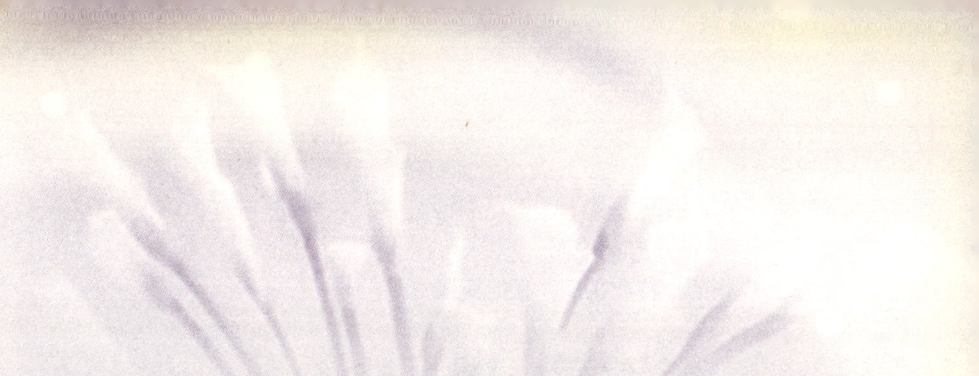

马蹄莲花期短暂，从春末到夏初短短几个月罢了，在炎炎夏日的广州遍地难寻，因此连拍一张照片也成了奢望。这是我所有图片里唯一的遗憾吧，不过遗憾也是一种美，就好像短暂而美丽的马蹄莲呢。

和栀子花、姜花同样貌不惊人的马蹄莲，是我最喜欢的花。她们安静、坚忍开放得低调却异常美丽，她们凋谢时依旧坚挺、沉默、隐忍。去年秋天回南京签售《白月光》的时候，有很多耳朵捧着大束的香水百合来现场看我，还不无歉意地说，对不起啊惠子，现在这个季节马蹄莲买不到了，我们只找到了和她长得最像的百合。我怎么会不知道呢，马蹄莲多在早春和秋末开花，花期可延续至初夏，而盛夏时叶片会大量枯黄，新叶不发，处于休眠期，立秋后才重新萌芽。在广州的日子气候潮湿而常年温热，使得我经常怀念起南京的四季分明，春秋大概是那个南方城市中最好的时光，而好时光和我喜欢的花朵一样无疑不是稍纵即逝的，是抽刀断水的水，举杯消愁的愁，是镜里的花水中的月，连同回忆都成了一种痴心妄想。凝住眼泪和剪影，转身后哪里还敢再多看一眼。马蹄莲还有一个名字唤做——观音莲。我知道是她能迅速叫我安静下来，仿佛随时都有梵音从那酷似马蹄形状的蓓蕾中婉转低回，是神的暗示，告诉我遥远的梦里有马蹄，溅得落花香。

二、不是我的最爱，却因为我爱他，而成为爱屋及乌的——兰花

这是我最爱的香港歌手张国荣生前最爱的兰花，毫不夸张地说，我伺候她的恭敬程度真的是一边换水一边唱歌来着。有的时候我会对着那小小的花束弹吉他，唱那支哥哥翻唱过的，非常有名的《最爱》，不到20岁的钟晓阳作词，李宗盛谱曲，“红颜若是只为这段情，就让一生只为这段情。一生只爱一个人，一世只怀一种愁……红颜难免多情，你竟和我一样”……不知道为什么，我总是会在那样的时刻在脑海里浮现出哥哥低头又落寞的背影。我不无哀伤地想，我还是不够爱他：不会也没有那个如果，用自己的生命去换他回来。但是我愿意马上老去10岁，以回报他回眸的一笑。

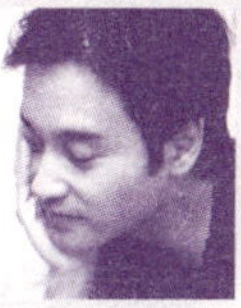

最是那一低头的温柔。即使沉睡了，也在笑。

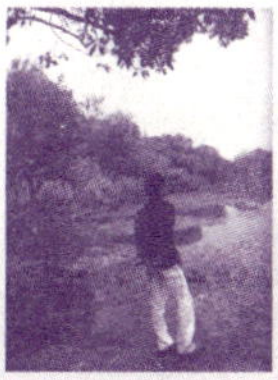

你从不停止，给我 你的灿烂，你的美。

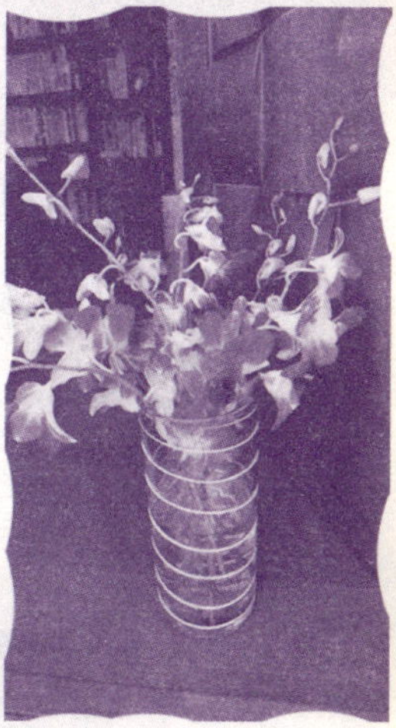

养了很久才发现，兰花即使凋谢也是盛开的样子。

三、广州的“特产花”，我的新课堂

说起来可笑，在我还没有见到她之前，望文生义，一直错误以为橘梗花势必长得似深秋的橘子那般热闹生鲜，眼里望着就能感受到那橘子皮似凹凸的质感，所以不甚喜欢也没有特别留心，甚至觉得她的形状干瘪，又色泽晦暗。直到有一天，亲身在街角的花市遇见她，立刻惊为天人，艳也不是寻常的艳法了，那蓝紫色的花朵似铜铃般坠入我的眼帘，飘飘然又似一阵轻薄的仙乐不像来自人间。她根茎结实，还有一个颇显得土气的名字叫做——苦根菜。而这个名字总是叫我想起她的气味，没有传统的花香，只是淡淡的青草味，似乎自己真的只是混迹在花朵里的某种不起眼的小草。橘梗的花语有很多，可我最喜爱的两个还是：永恒的爱和无望的爱。当真是做到了一念天堂，又一念地狱啊。若仔细看去，她的花冠成钟形，故又名，僧冠帽，顾名思义，里面是空着的，这里还和一个古老的传说有关，只有心腾空出来才能停止对远方情人的思念，因而得到的福祉就是不再孤独。

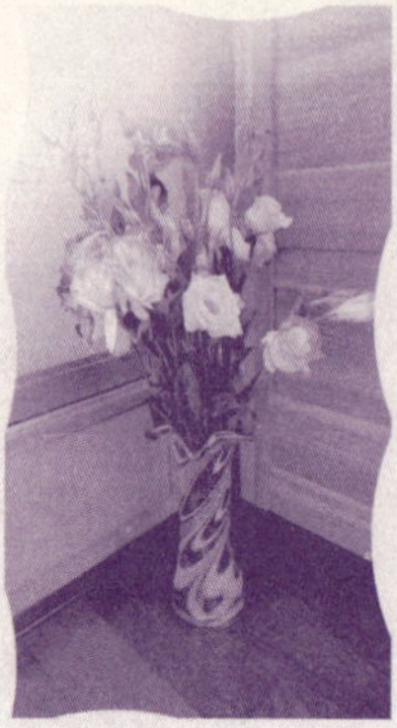

连鞋柜的角落也要养着美丽的橘梗花。

四、这真是神奇又无奈的事

我能够养活很多难养的植物，只除了仙人球，所以我有了一个绰号，“仙人球杀手”，简称“仙杀”。我几乎观察过它缓慢死去的全过程，这种耐旱的植物长时间的没有水的浇灌不会死，可是如果水太多的话就会球身变软，然后死掉。当经历了好多次之后心里不是不黯然的，长大了大人们会不会打着比方拿仙人球教导你，不解释，不抱怨，能吃苦，耐孤独且荣辱不惊。就那般忽然下了决心，哪怕下辈子变成仙人球也没有关系啊，因为我相信她仍然会有一颗柔软的心，永不枯竭。

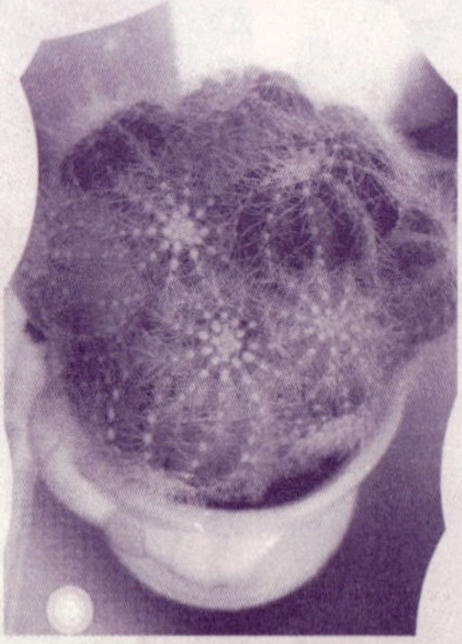

从“神仙姐姐”到“仙人球杀手”。

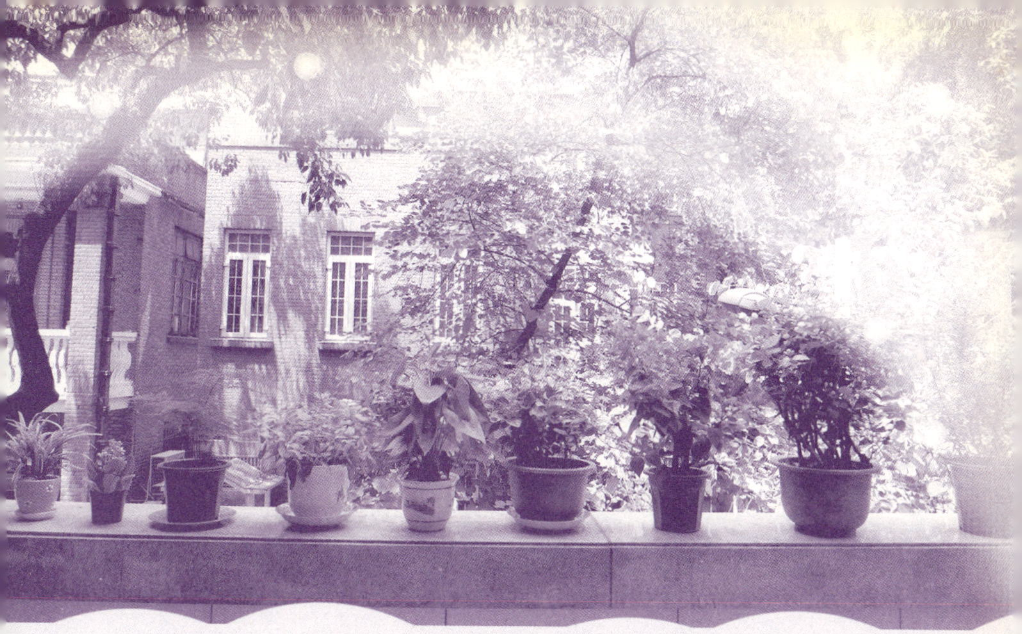

阳台上拍成列的盆栽

从左边数过来的花朵分别是：仙人掌（已经死过一盆了）、吊兰、长寿花、文竹、长春花、红掌花、夜来香、杜鹃花、茉莉花、石榴花。（目前为止，这些还都……活着……）

（五）嗜花花草草如命，阳台上和房间里无处不在

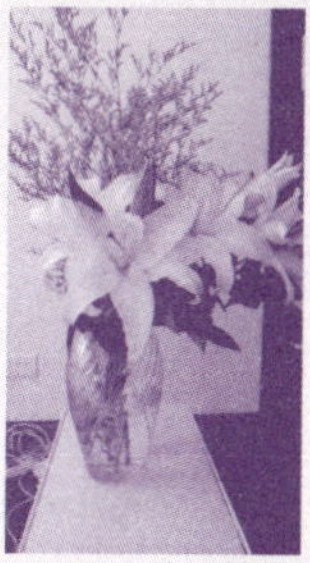

其实我真的很喜欢自己养的百合开放成这个样子。

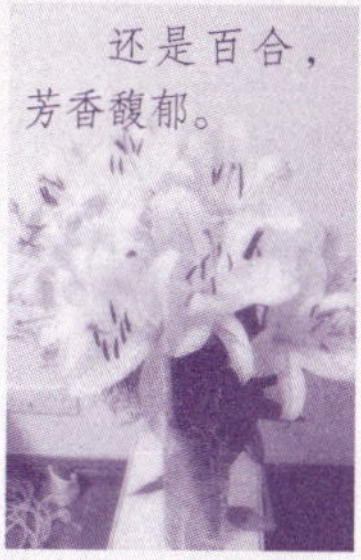

还是百合，芳香馥郁。

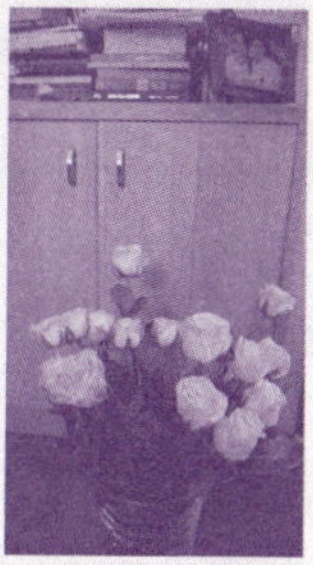

放在书房角落的香槟玫瑰，我觉得她们是花里的贵族，有淑女的做派。

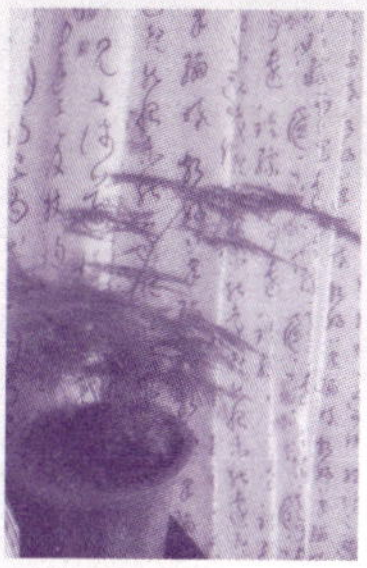

和窗帘很般配的文竹。

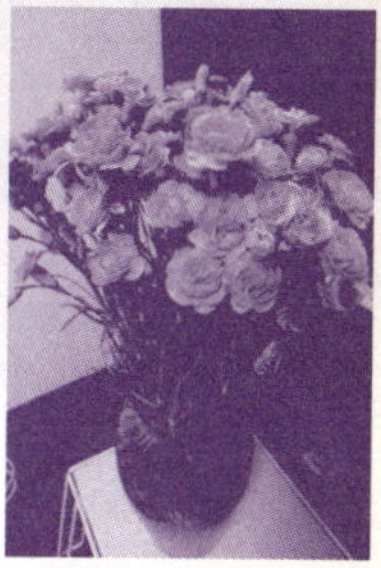

忘了这花的名字，样子虽俗气了点，却透露出喜气。

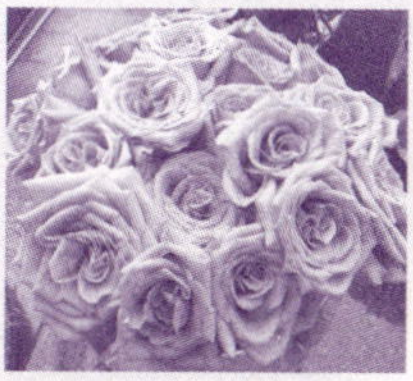

难得一见的紫色玫瑰，让心情都飞了起来。

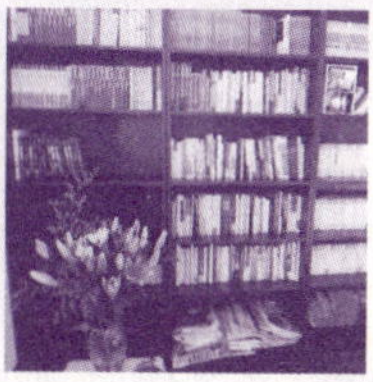

书架旁怎么少得了花朵。

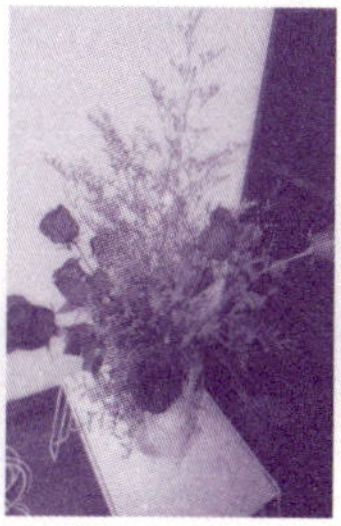

喜欢混插红白玫瑰，因为这样显得热闹，美丽却不俗气。但我最爱的其实既非红也非白，而是黄玫瑰。正是暗合了“师太”笔下那个颠倒众生的女子的名字。

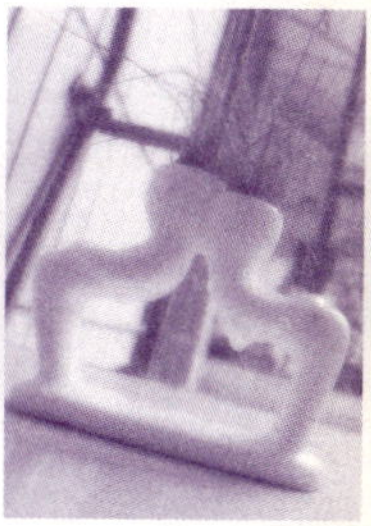

我给这个植物玩偶造型取名为“亲亲”。

写在最后的话

写到这里，这本书里，无论是写给准妈妈，还是写给我的女儿的书信，大致上都已经完成了。

关于购买物品的清单，要特别感谢一个人，就是我反复提到的“闺密妈妈”：翠儿。她也是我怀孕时期的全程指导，包括身体和心理上的。还要特别谢谢的，是我的丈夫，在我产后抑郁的日子里，他几乎每天晚上都要抱着痛哭的我来安慰，而那段时间，他自己的精神状况也不是很好，工作非常繁忙，经常一天开五个小时的车往返两个城市，也谢谢他谅解至今也没有治疗好产后抑郁症的我，经常要忍受我的坏脾气。还要谢的，是我家的月嫂：何姐。因为她的责任心和专业知识，我和宝宝一直都被照顾得很好，也正是因为有她，我才放心并且有了时间来完成这些文字。

最后要谢谢的，是选择了我们的小姑娘。乳名“鱼蛋”的小朋友。谢谢你让我从一个没什么责任心的大孩子成长为一个母亲。谢谢你选择我们的家庭，让我们一起走得更远更美好吧。

2009-01-25（除夕夜）凌晨2点完成于广州家中
2009-01-31（正月初六，重感冒中）凌晨1点二稿于广州家中
2009-02-03（正月初九，鱼蛋宝贝满三个月）凌晨3点三稿于广州家中
2009-02-07下午3点定稿于广州家中
2010-03-12（植树节）下午3点终稿于广州家中

再补后记

仔细在深夜的灯下重新看一遍即将出版的这本新书，也是我个人第一本非小说的作品，写给女儿的。很巧合的是，当初完成终稿的日期，是女儿满百天左右的日子。而当这本书被印刷成铅字，付之出版的时候，算算时间，女儿恰巧是要满两周岁了。

所谓“时光如飞”，大抵如此。这本书，也可以当成是给女儿的生日礼物了呢。

之所以从写完到出版，花了这么久的时间，其实有很多原因。中途我出版了第三本长篇小说《白月光》。之后一直纠缠我多年的重度抑郁症又很严重地复发过一次。在2010年这一整年里，发生了太多太多数不清的酸甜苦辣、悲欢离合。所以，回头再看这些文字，有些内容有些感受，真的和当时书写时候不大一样了。我理解为：我就是这样一天天，一点点真正意义上地成熟起来——作为一个“80后”妈妈，我要学习的东西还太多太多。

这一年多的时间里，我的家庭也发生了许多事情。最重要的，应该是婆婆在今年年初时被查出患上了癌症，已经是中末期，并且已经扩散到了淋巴。5月，她接受了手术。就在我书写这些文字的时候，她依旧在接受化疗。她是一个顽强、乐观、对生命充满热爱和怀着积极态度的老人家。一个我们狮子座的榜样。因为她的疾病，我们这对婆媳有了更多的交流和相处，除了女儿是很重要的纽带之外，我真的在她身上学会了太多东西。所以这本书，本来是送给女儿的，在此也一并送给这个我生命中的另一个妈妈。希望她早日康复。可以带着宝贝孙女逛公园、玩游戏。

夏天的时候，我搬了家，亲手布置了整个新的家。书房、卧室、客厅、女儿的房间等等，甚至连洗手间的架子都是自己亲手安装的。我喜欢做家务。每天每个房间都有盛开的鲜花。尽管帮忙打扫卫生的阿姨总是叨叨说花朵会招来小虫子。我这个家庭主妇却忽然文艺腔十足地悠悠回答："花朵也很孤单，小虫子们是来陪伴她们的。"看到盛开的各种花朵，总觉得人生中所谓的生生不息就是这样：每天的太阳都是新的。就好像这一年里，几次阿姨休假，我亲手24小时带孩子，看着她一点一滴的变化。学会走路、小跑……叫爸爸妈妈爷爷奶奶外婆阿姨等等；看着她对着电视机里的卡通片随着音乐翩翩起舞，学会"敬礼"、与人"飞吻"，以及道晚安的挥手。心中的柔软融化了一切曾经的冰冻。

尽管，在内心深处，我始终是一个悲观主义者。内心始终有非常强大的孤单感。但是每晚看着她熟睡的面孔，觉得人生还是有意义的。当初的选择是对的，上苍给我什么，我就接着，绝不抵抗。也许，这本书里的很多观点，大部分的人不能认同，认为我依旧固执、偏激，甚至刻薄，没有给孩子灌输"真善美"的世界观。但我以为：即使有些观点是值得商榷的，但那毕竟是我的看法，所以我愿意勇敢地写出来，我希望自己做一个诚实的书写者。

这本书出版之时，差不多我结婚也快三年了。从那个坚定不移的"不婚主义者"，到现在为人妻为人母为人媳，女儿的父亲说：他给我每个身份角色都可以打85分。这对于一个虚荣心强大的狮子女来说，实在是很大很大的鼓励。尽管很长一段时间以来，我们的婚姻中也有各种各样的摩擦、争执。但是女儿，依旧是那个神奇的，小小的却拥有强大力量的纽带。让我们重新认识对方，发现对方，宽容对方，理解对方。

所以，这本应该是写给"80后妈妈"的小书，也许并不是很适合我曾经在电台的那些"耳朵们"阅读，但仔细想想，我和他们的成长几乎是同步的。在这几年中，我越来越多听到自己曾经的听众已经结婚成家，甚至生儿育女。呵——大家一起走过轻狂年少，再一起渐渐步入“上有老下有小”的中年人。也是冥冥之中难得的缘分吧。

天蝎座的女儿，在今年其实又多了一个小姨，因为我认了一个干妹妹，但是这个同样是天蝎座的小丫头，坚持自己是姐姐不是小姨。尽管她还没有见过我的女儿，但是她看过她的照片，听闻她古灵精怪的种种举动，就非常开心地将女儿“收纳进”他们天蝎——这个十二星座据说最有魅力的星座“小怪物”家族里了。我也乐在其中。因为这个小姐姐，当初依旧是我的“耳朵”之一。她有时候内秀，有时候调皮捣蛋，有时候善解人意，但对我始终如一的好。这一个“好”字，实在太单薄了，她为我所做的一切，大概放在心里比挂在嘴上，或者写出来更有意义吧。而且她是我目前见到最有文艺气息和才华的小朋友。在上一本《白月光》宣传期间，她就曾经为我做了很多很多幕后的工作，却始终不为人知。认下这样的妹妹，是缘分，也是我的骄傲，更是我的电台情结的某种说不清道不明的延续……因为有了她的存在，南京城里，又多了一份日日的挂心和惦记。而在这本小书完成到最后的部分时，一些要加入的图片资料，一些新的想法、点子，这个小丫头给了我非常大的启发和灵感。这更是我的荣幸。所以也要在这里特别地谢谢她。请允许我，苍白地说一声：谢谢诺曹，谢谢这个懂事乖巧古灵精怪的天蝎女。

我一直说，自己扮演着很多的角色。女儿、儿媳、妻子、母亲、朋友（算不算出版社的打工者这个身份？哈哈），但是这些之外，我依旧是我自己。在内心深处，永远有一个小角落，安放着我的青葱岁月。我有一个非常丰盈的内心世界，是任何人任何事也夺不走的，就像在打理整个家庭之余，我依旧书写、阅读、看书看碟，以及弹琴、听音乐等等。如果有机会，我依旧会背着行囊，独自上路去看风景。感受自己想要感受的人生，理解自己不曾理解的事情，经历未曾经历的故事。因为对于我来说，我已经当写作是我终身的事业。

一个曾经的电台DJ，在离开三年多之后，如今依旧被很多人念念不忘。“江湖上已经没有了我，但江湖上依旧有我的传说”。我觉得这样的结局是最好的。也是我最值得骄傲的。而且，我只是换了另外一种方式在诉说：那就是书写。

写着写着，又似乎有点收不住了。特此要声明的是：因为我家这个小天使啊，实在是脾气倔强、性格要强且变化多端，于是现在她的乳名已经由当初的“鱼蛋”改为了“魔怪”。

最后要感谢的，仍旧是魔怪爹。谢谢三年来，风雨同路的悲欢离合中，你没有放弃我。看到“魔怪”每天扑向爸爸的怀抱的时候，我觉得所有的辛苦，都是值得的。这种家庭的温暖，是已经接近30岁的我，第一次感受到的。

我的家，因为这一切，而更加绚丽多彩。于是想想，又再次补上一个后记。也算是一种交代，对自己也好，对家人也罢，对读者来说，更是希望各位能看到这一路来我的变化。但，始终有些东西，是恒古不变的。那就是：爱。

我永远相信，只要心中有爱，无论多或者少。生命就可以继续下去。哪怕生活乏善可陈，哪怕岁月像古诗“也无风雨也无晴”，可是，我们的心灵永不会凋谢枯萎。无论你是孤单一人的，还是拥有一个大家族或者小家庭。内心的爱是我们的力量。使得我们前行，一直。

惠子。
2010-8-26晚广州家中。